《中医非物质文化遗产临床经典读本》

第二辑

勿听子俗解
八十一难经

明·熊宗立◎著

陈 婷◎校注

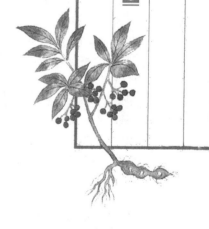

中国健康传媒集团

中国医药科技出版社

图书在版编目（CIP）数据

勿听子俗解八十一难经 / （明）熊宗立著；陈婷校注 . — 北京：中国医药科技出版社，2020.7

（中医非物质文化遗产临床经典读本 . 第二辑）

ISBN 978-7-5214-1736-4

Ⅰ . ①勿…　Ⅱ . ①熊… ②陈…　Ⅲ . ①《难经》— 研究　Ⅳ . ① R221.9

中国版本图书馆 CIP 数据核字（2020）第 060671 号

美术编辑　陈君杞
版式设计　也　在

出版　**中国健康传媒集团** | 中国医药科技出版社
地址　北京市海淀区文慧园北路甲 22 号
邮编　100082
电话　发行：010－62227427　邮购：010－62236938
网址　www.cmstp.com
规格　880×1230mm ¹/₃₂
印张　4 ¹/₈
字数　95 千字
版次　2020 年 7 月第 1 版
印次　2020 年 7 月第 1 次印刷
印刷　三河市万龙印装有限公司
经销　全国各地新华书店
书号　ISBN 978-7-5214-1736-4
定价　**25.00 元**

获取新书信息、投稿、为图书纠错，请扫码联系我们。

《黄帝八十一难经》由战国秦越人撰。该书设八十一难，阐发中医学理论的一些重要问题，为中医经典医籍之一。由于文义深奥，历代注家注本颇多。《勿听子俗解八十一难经》系明·熊宗立撰。熊宗立（1409—1482年），字道轩，号勿听子，建阳人，通晓阴阳医卜之术，曾对多种医经及临证医籍加以编纂和注释。本书共分6卷，撰于1438年。卷首为《难经图要》，共绘有解释《黄帝八十一难经》原文的图表28幅。书图之设所以"彰明其义，使人易晓"。正文部分以注音释词、串讲句意、点明原因、剖析句段等方式，逐条作注，以浅近的文字，剖解高深之学术，以明显的理论，揭发千古之蕴藏。本书原为初学者而作，故名《俗解》。

《勿听子俗解八十一难经》是研究《黄帝八十一难经》的重要文献，是中医工作者必读的古籍之一，此次整理出版，对于该书的普及流传有重要意义。

内　容　提　要

《中医非物质文化遗产临床经典读本》

编 委 会

出版者的话

　　中国从有文献可考的夏、商、周三代，就进入了文明的时代。中国人认为自己是炎黄的子孙，若以此推算，中国的文明史可以追溯到五千年前。中华民族崇尚自然，形成了"天人合一"的信仰，中医学就是在这种信仰的基础上产生的一种传统医学。

　　中医的起源可以追溯到炎帝、黄帝时期，根据考古、文献记载和传说，炎帝神农氏发明了用药物治病，黄帝轩辕氏创造脏腑经脉知识，炎帝和黄帝不仅是中华民族的始祖，也是中医的缔造者。

　　大约在公元前1600年，商代的伊尹发明了用"汤液"治病，即根据不同的证候把药物组合在一起治疗疾病，后世称这种"汤液"为"方剂"，这种治病方法一直延续到现在。由此可见，中华民族早在3700多年前就发明了把各种药物组合为"方剂"治疗疾病，实在令人惊叹！商代的彭祖用养生的方法防治疾病，中国人重视养生的传统至今深入民心。根据西汉司马迁《史记》的记载，春秋战国时期的扁鹊秦越人善于诊脉和针灸，西汉仓公淳于意善于辨证施治。这些世代传承积累的医药知识，到了西汉时期已蔚为大观。汉文帝下诏命刘向等一批学者整理全国的图书，整理后的图书分为六大类，即六艺、诸子、诗赋、兵书、术数、方技，方技即医学。刘向等校书，前后历时27年，是对中国历史文献最为壮观的结集、整理、研究，真正起到了上对古人、下对子孙后代的承前启后的作用。后之学者，欲考中国学术的源流，可以此为纲鉴。

这些记载各种医学知识的医籍，传之后世，被尊为经典。医经中的《黄帝内经》，记述了生命、疾病、诊疗、药物、针灸、养生的原理，是中医学理论体系形成的标志。这部著作流传了2000多年，到现在，仍被视为学习中医的必读之书，且早在公元7世纪，就传播到了周边一些国家和地区，近代以来，更是被翻译成多种语言，在世界许多国家广泛传播。

经方医籍中记载了大量以方治病和药物的知识，其中有《汤液经法》一书，相传是伊尹所作。东汉时期，人们把用药的知识编纂为一部著作，称《神农本草经》，其中记载了365种药物的药性、产地、采收、加工和主治等，是现代中药学的起源。中国历代政府重视对药物进行整理规范，著名的如唐代的《新修本草》、宋代的《证类本草》。到了明代，著名医学家李时珍历经30余年研究，编撰了《本草纲目》一书，在世界各国产生了广泛影响。

东汉时期的张仲景，对医经、经方进行总结，创造了"六经辨证"的理论方法，编撰了《伤寒杂病论》，成为中医临床学的奠基人，至今仍是指导中医临床的重要文献。这部著作早在公元700年左右就传到日本等国家和地区，一直受到重视。

西晋时期，皇甫谧将《素问》《针经》和《黄帝明堂经》进行整理，编纂了《针灸甲乙经》，系统地记录了针灸的理论与实践，成为学习针灸的经典必读之书，一直传承到现在。这部著作也被翻译成多种语言，在世界各地广泛传播。

中医学在数千年的发展历程中，创造积累了丰富的医学理论与实践经验，仅就文献而言，保存下来的中医古籍就有1万余种。中医学独特的思想与实践，在人类社会关注健康、重视保护文化多样性和非物质文化遗产的背景下，显现出更加旺盛的生命力。

中医药学与中华民族所有的知识一样，是"究天人之际"的学问，所以，中国的学者们信守着"究天人之际，通古今之变，成一家之言"的至理。《素问·著至教论》记载黄帝与雷公讨论医道说："而道，上知天文，下知地理，中知人事，可以长久。以教众庶，亦不疑殆。医道论篇，可传后世，可以为宝。"这段话道出了中医学的本质。中医是医道，医道是文化、是智慧，《黄帝内经》中记载的都是医道。医道是究天人之际的学问，天不变，道亦不变，故可以长久，可以传之后世，可以为万世之宝。

医道可以长久，在医道指导下的医疗实践，也可以长久。故《黄帝内经》中的诊法、刺法至今可以用，《伤寒论》《金匮要略》《备急千金要方》《外台秘要》的医方今天亦可以用，《神农本草经》《证类本草》《本草纲目》的药今天仍可以用。

或许要问，时间太久了，没有发展吗？不需要创新吗？其实，求新是中华民族一贯的追求。如《礼记·大学》说："苟日新，日日新，又日新。"清人钱大昕有一部书叫《十驾斋养新录》，他以咏芭蕉的诗句解释"养新"之义说："芭蕉心尽展新枝，新卷新心暗已随，愿学新心养新德，长随新叶起新知。"原来新知是"养"出来的。

中华民族"和实生物，同则不继"的思想智慧，与当今国际社会提出的保护和促进文化多样性、保护人类的非物质文化遗产的需求相呼应。世界卫生组织2000年发布的《传统医学研究和评价方法指导总则》中，将"传统医学"定义为"在维护健康以及预防、诊断、改善或治疗身心疾病方面使用的各种以不同文化所特有的理论、信仰和经验为基础的知识、技能和实践的总和"，点明了文化是传统医学的根基。习近平总书记深刻指出:"中医药学是中国古代科学的瑰宝,也是打开中华文明宝库的钥匙。"这套丛书的整理出版,也是为了打磨好中医药学这把钥匙,以期打开中华文明这个宝库。

希望这套书的再版,能够带您回归经典,重温中医智慧,获得启示,增添助力!

中国医药科技出版社

2019 年 6 月

校注说明

　　《黄帝八十一难经》，战国秦越人撰，是中医经典著作之一。书中设有八十一个问题，对脉学、经络学、藏象、疾病、腧穴、针刺等中医理论均有所发挥。全书叙述简要，辨析精微，论脉尤为精要。对经络学说、命门和三焦等的见解，在《黄帝内经》理论的基础上均有所发展。本书对于中医学理论的形成与发展，具有承前启后的作用，受到历代医学家的重视，是学习研究中医的主要典籍之一。

　　《勿听子俗解八十一难经》，明·熊宗立撰。熊宗立（1409—1482年），字道轩，号勿听子，建阳人，通晓阴阳医卜之术，曾对多种医经及临证医籍加以编纂和注释。本书共分6卷，撰于1438年。卷首为《难经图要》，共绘有解释《黄帝八十一难经》原文的图表28幅。书图之设所以"彰明其义，使人易晓"。正文部分以注音释词、串讲句意、点明原因、剖析句段等方式，逐条作注，以浅近的文字，剖解高深之学术，以明显的理论，揭发千古之蕴藏。本书原为初学者而作，故名《俗解》。

　　《勿听子俗解八十一难经》撰于1438年，初刊本已不存。该书曾在成书后相当长的一段时间内在国内失传。现存最早刊本为日本宽永四年丁卯（1627年）刻本，现藏于北京大学图书馆。原书版框高202mm，宽344mm。清《续修四库全书》本即据此版本影印。另中国中医科学院图书馆藏日本翻刻明成化八年（1472年）鳌峰熊氏中和堂本。原书版框高200mm，宽320mm。1983年中医古籍出版社据此版本影印。

本次点校选用清《续修四库全书》本为底本，以1983年中医古籍出版社影印本为对校本，以《难经集注》《难经本义》等为他校本，整理过程以对校为主，参以本校、他校，慎用理校。

本次校勘体例及原则如下。

1.将原文的繁体竖排，改为简体横排。

2.凡底本有明显的误字或不规范字，径改，不出校记。

3.原文中的异体字、通假字、古今字、俗写字，凡常见者一律径改为通行的简体字，不出校记。

4.凡底本与校本文字不同，确系底本误、脱、衍、倒者，则直接予以改动，并在校勘记中出校说明。

由于时间仓促，加之整理者水平有限，不妥之处，望同道指正。

校注者

2020年1月

原　序

　　《素问》《灵枢》，医之大经法。诊候证治，悉有枢机。然其经旨幽深，不无疑难。赖扁鹊之圣，重而明之。设以问答，发为八十一难。辞意周密，法理玄微，后世医乃大备。若此经不作，虽千万世，使医之道，犹触途冥行。此经既作，则部候虚实，显然分明，脏腑邪变，罔能闲隐，井荥得穴，经络有归，启迪后人，何其幸欤！自是以来，注家相踵，繁简醇疵，或有遗憾。予遂从其俗解，间有是与不是，望高明君子订而正之，使初学蒙士或有取焉。因题于此，以志岁月云。

　　　　　　　　　　　　时正统戊午春正人日道轩敬识

目　录

俗解八十一难经　/42

难经图要（难经纂图标括）

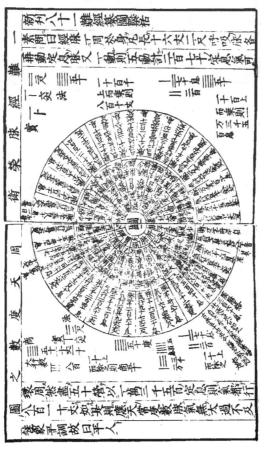

图 1　一难经脉荣卫周天度数之图

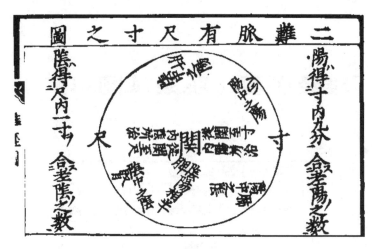

图2　二难脉有尺寸之图

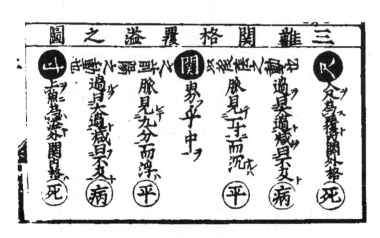

图3　三难关格覆溢之图

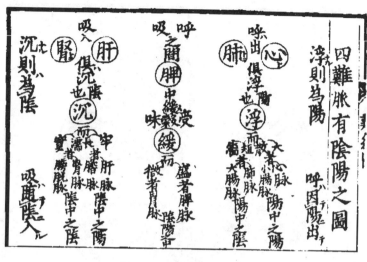

图4　四难脉有阴阳之图

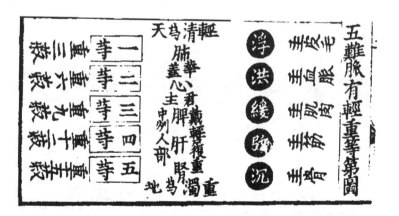

图5　五难脉有轻重等第图

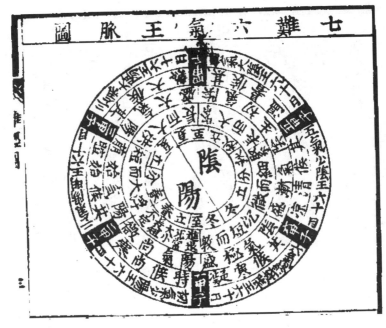

图6　七难六气王脉图

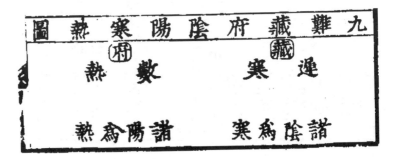

图7　九难脏腑阴阳寒热图

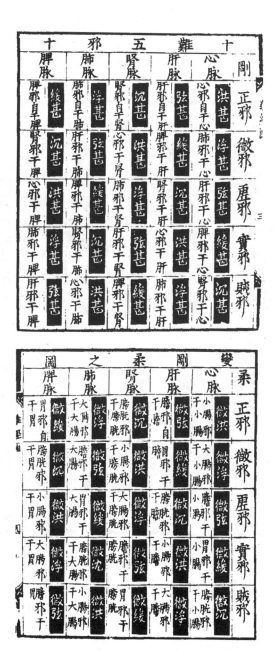

图8　十难五邪十变刚柔之图

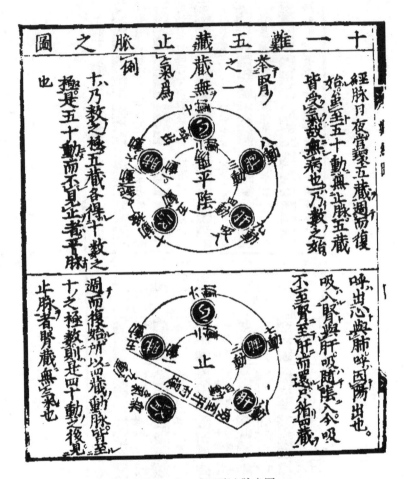

图9 十一难五脏止脉之图

中医非物质文化遗产临床经典读本

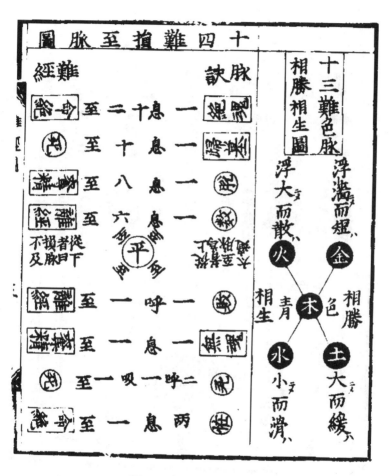

图10　十四难损至脉图

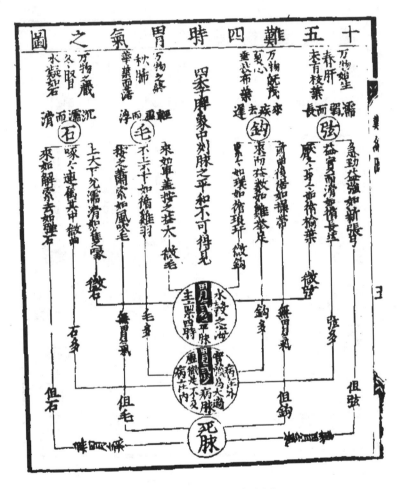

图 11　十五难四时胃气之图

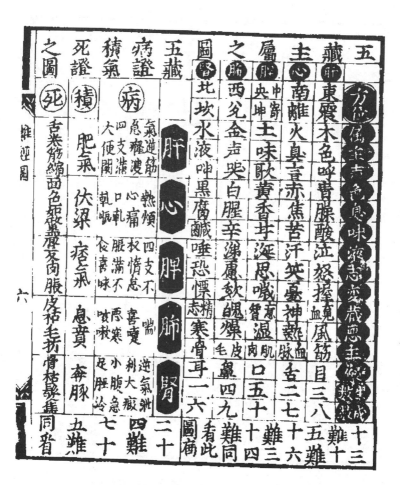

图12　五脏主属声色臭味之图　五脏病证积气死证之图

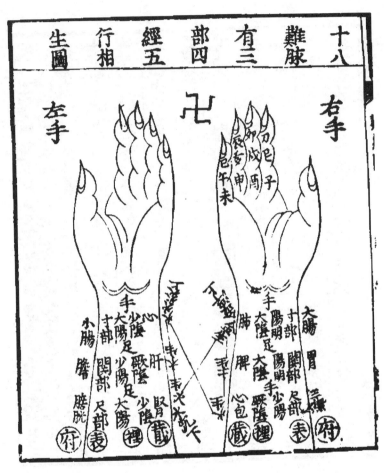

图 13　十八难脉有三部四经五行相生图

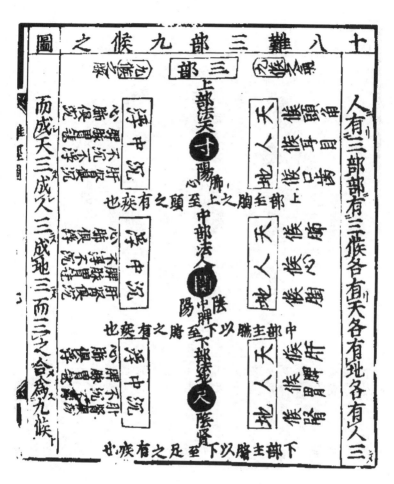

图14　十八难三部九候之图

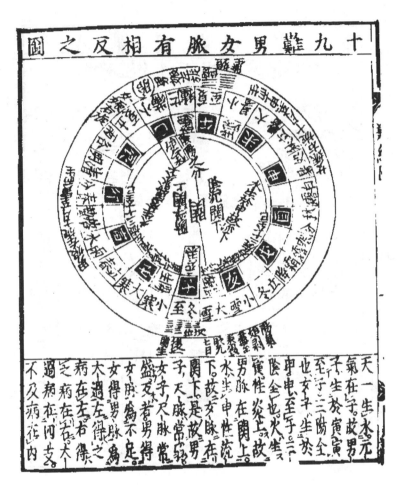

图15 十九难男女脉有相反之图

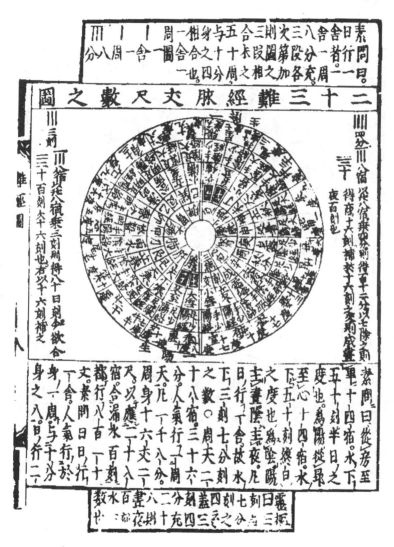

图 16　二十三难经脉丈尺数之图

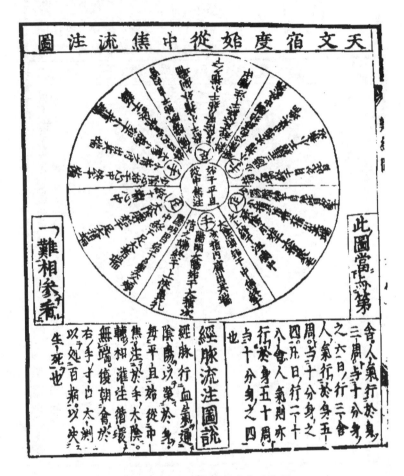

图 17　天文宿度始从中焦流注图

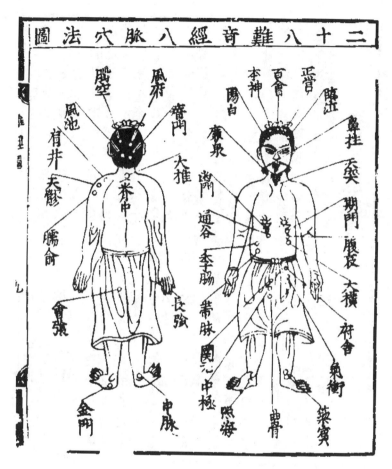

图18　二十八难奇经八脉穴法图

衝脉起於氣衝穴，至胸中而散為陰脉之海，內經作……並

也當從內經。此督脉、任脉、衝脉行乎幽門通谷之間，而上皆陰……

皆起於會陰，蓋一源而分三岐也。

之俞，由會陰上至齗門，與任脉交會，任

脉之交會。任性人生……

至性人生之本，

任脉

起於中極之下，曲骨穴後，上行至大椎，與大腸交會三陽。

督脉為陽脉之海，其脉起於下極。

帶脉起季脇脇下，

十八分迴身，帶然

陽蹻脉

起於足跟中，循外踝而行也。

丁周如束帶然，故取帶之義也。

照海穴循內踝，陽蹻脉之義也。

脉皆起於足跟……

陰蹻脉亦起

於跟中，照海穴循內踝而上本神、膻，

陽維脉

所發別于金

及手足大腸及督脉會於風府、瘖陰維與足太陰、少陽會……曰築賓。

與手足少陽會於陽白，上本神、膻……

陰維脉

以陰交為郄

下至風池，其督脉會於風府、瘖門。

陽維之會也，起於諸陽之會……與足太陰、厥陰會期門，又與任脉會於天突、廉泉，此陰維……

陰維維絡于身……

……為陰脉之維綱也。

之為言都也。

門別氣陽維之會也，起於諸陽……與足少陰會于天突、廉泉，陰維者……

奇經八脈主病歌

陰維維絡于諸陰，督脉者督……丁身諸陰之交也，起於諸陰……與足少陰之維綱也，少……子，陽脉也。

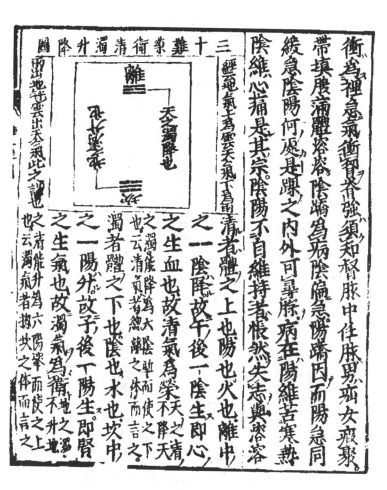

衡为裨急气冲智小相强，须知督脉中住脉男女疯众
带填腹痛腰溶溶阴蹻为病阴偏急阳蹻因而阳急同
绶急阴阳何处是踝之内外可寻脉，病在阳维苦寒热
阴维心痛是其宗阴阳不自维持著怅然失志与容容
三经蹻气上为雲天气下为雨清者体之上也，阳也火也离中
之一阴降故午后一阴生即心
之生血也故清气为荣天之清
也之浊降为大离乾而使之下
也云清气者总离之体而言之
之一阳以下也阴也水也坎中
者体之下也阴也水也坎中
之生气也故浊气为卫地之浊
外故浊气为卫地之浊
之云浊气者挠坎之体而言之
也云清能升为六阳举而伐之上
也云浊气者挠坎之体而言之
而出地中雲出天气此之谓也

图20　三十难荣卫清浊升降图

17

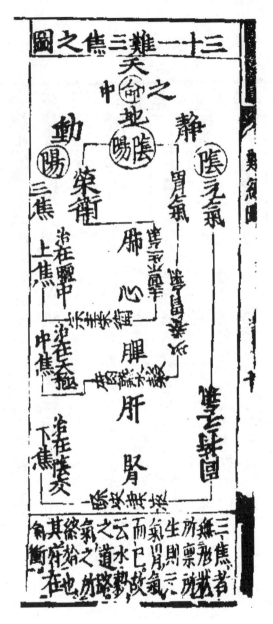

图 21　三十一难三焦之图

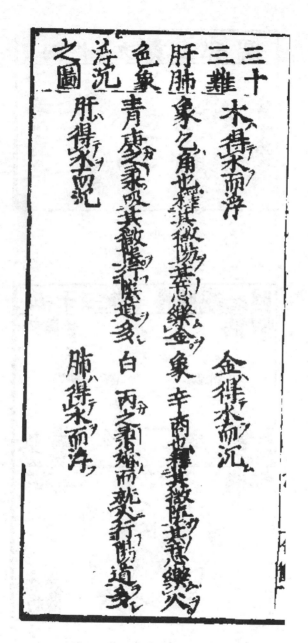

图22　三十三难肝肺色象浮沉之图

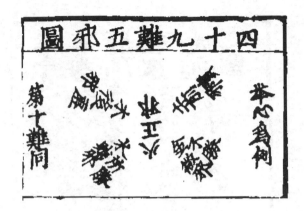

图23　四十九难五邪图

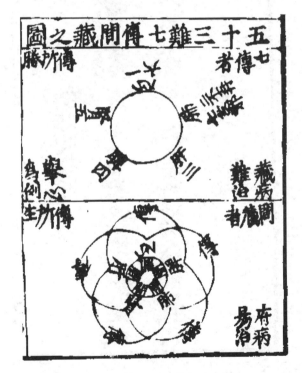

图24　五十三难七传间脏之图

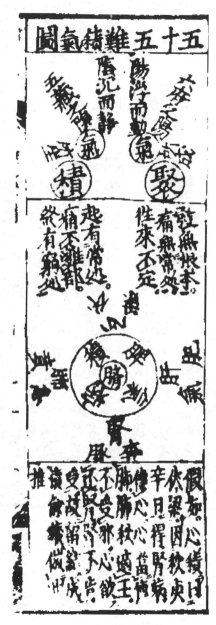

图25　五十五难积气图

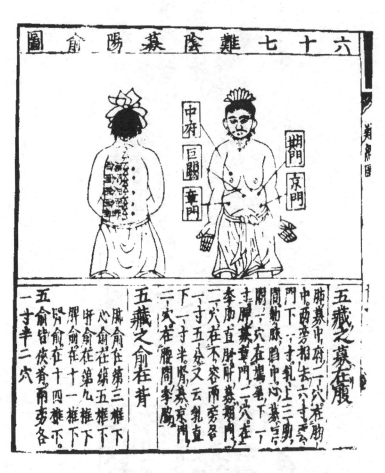

图 26 六十七难阴募阳俞图

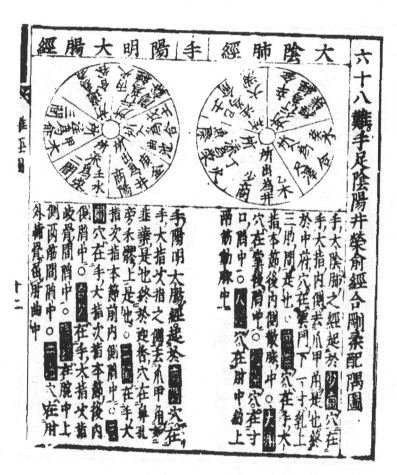

图27　六十八难手足阴阳井荥输经合刚柔配隅图

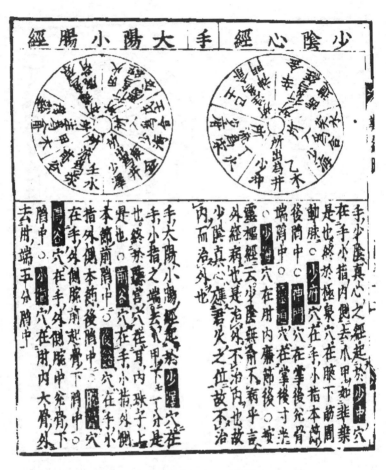

图27-1 手少阴心经 手太阳小肠经

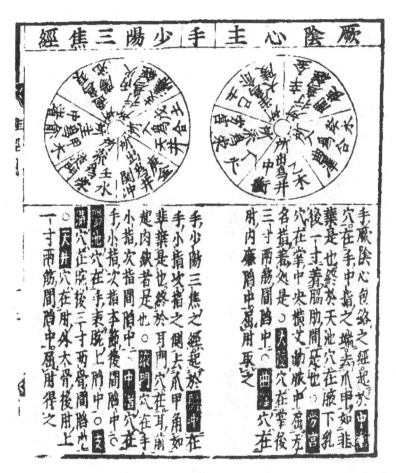

經焦三陽少手　主心陰厥

手厥陰心包絡之經起於胸中，出屬心包，下膈，歷絡三焦。天池穴在腋下三寸，著脇肋間腋下三寸，著脇直腋撅肋間。曲澤穴在肘內廉下陷中，屈肘得之。郄門穴在掌後去腕五寸。間使穴在掌中央橫紋兩筋間陷中。內關穴在掌後去腕二寸兩筋間。大陵穴在掌後兩筋間陷中。勞宮穴在掌中央。中衝穴在手中指之端去爪甲如韭葉陷中。

手少陽三焦之經起於小指次指之端，上出兩指之間。關衝穴在手小指次指之端去爪甲角如韭葉。液門穴在手小指次指間陷中。中渚穴在手小指次指本節後間陷中。陽池穴在手表腕上陷中。外關穴在腕後二寸兩骨間陷中。支溝穴在腕後三寸兩骨間陷中。天井穴在肘外大骨後肘上一寸兩筋間陷中。

图 27-2　手厥阴心包经　手少阳三焦经

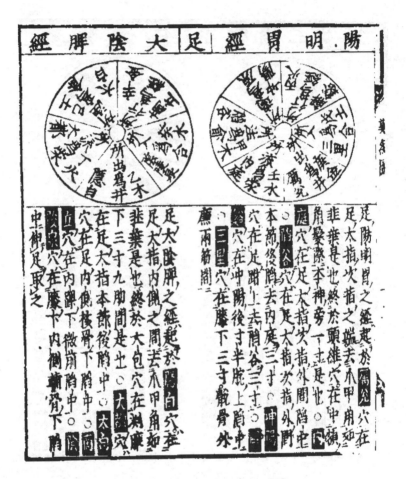

足太陰脾之經起於隱白穴，在足大指內側，去爪甲角如韭葉是也。終於大包穴，在淵腋下三寸。脚腨間是也。

大都穴在足大指本節後陷中。○大白穴在足大指內側核骨下陷中。○公孫穴在足大指本節後一寸。○商丘穴在足內踝下微前陷中。○陰陵泉穴在膝下內側輔骨下陷中。伸足取之。神。中

足陽明胃之經起於頭角，穴在足大指次指之端，去爪甲角如韭葉是也。終於頭維穴在中。頭角髮際本神旁一寸五分是也。

厲兌穴在足大指次指之端，去爪甲角如韭葉是也。○內庭穴在足大指次指外間陷中。○陷谷穴在足大指次指外間本節後陷中，去內庭二寸。○衝陽穴在足跗上去陷谷三寸。○解谿穴在衝陽後一寸半腕上陷中。○三里穴在膝下三寸骱骨外廉兩筋間。

图27-3　足阳明胃经　足太阴脾经

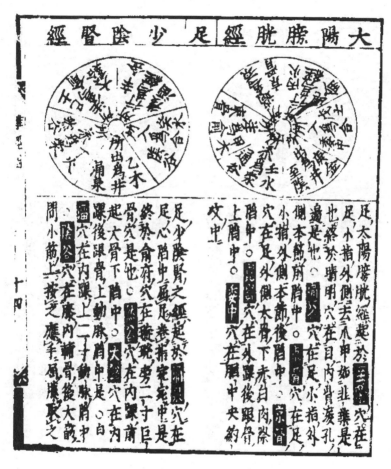

图27-4　足太阳膀胱经　足少阴肾经

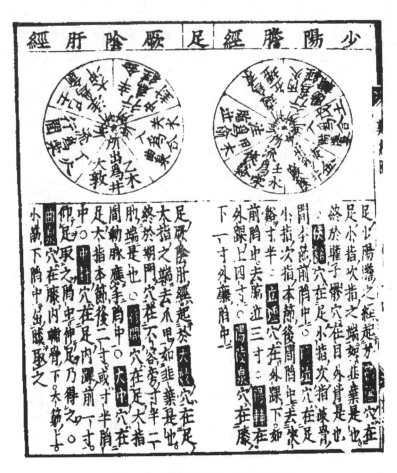

图 27-5　足少阳胆经　足厥阴肝经

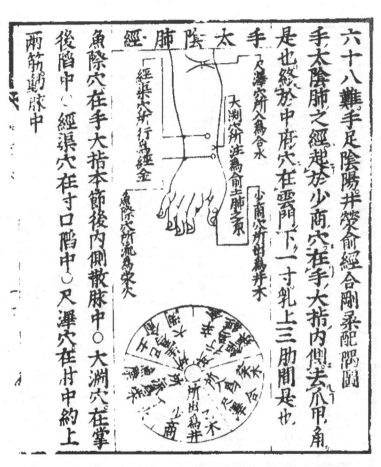

六十八难　手足阴阳并荥俞经合刚柔配隅阖

手太阴肺之经起於少商穴在手大指内侧去爪甲角
是也终於中府穴在云门下一寸乳上三肋间是也

经渠穴所行為经金

大渊穴所注為俞土肺之原

魚際穴所流為荥火

少商穴所出為井木

魚際穴在手大指本节後内侧散脉中○大渊穴在掌
後陷中○经渠穴在寸口陷中○尺澤穴在肘中約上
兩筋動脉中

图27-6　手太阴肺经

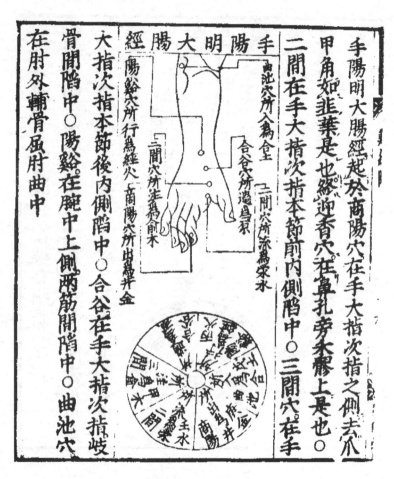

手陽明大腸經起於商陽穴在手大指次指之側去爪
甲角如韭葉是也絡迎香穴在鼻孔旁禾髎上是也○
二間在手大指次指本節前內側陷中○三間穴在手

曲池穴所入爲合
合谷穴所過爲原
二間穴所溜爲榮水
二間穴所注爲前木
商陽穴所出爲井金
陽谿穴所行爲經火

手陽明大腸經

大指次指本節後內側陷中○合谷在手大指次指岐
骨間陷中○陽谿在腕中上側兩筋間陷中○曲池穴
在肘外輔骨屈肘曲中

图 27-7　手阳明大肠经

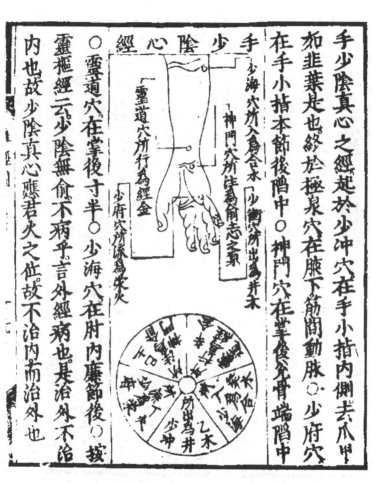

手少陰真心之經起於少衝穴在手小指內側去爪甲
如韭葉是也終於極泉穴在腋下筋間動脈○少府穴
在手小指本節後陷中○神門穴在掌後兌骨端陷中

手少陰心經

靈道穴所行為經金

神門穴所注為俞志之氣

少衝穴所出為井木

少府穴所流為榮火

少海穴所入為合水

乙木 少衝

○靈道穴在掌後寸半○少海穴在肘內廉節後○按
靈樞經云少陰無俞不病乎言外經病也是治外不治
內也故少陰真心應君火之位故不治內而治外也

图27-8 手少阴心经

31

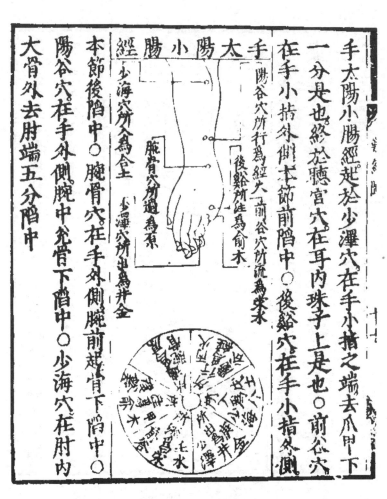

手太陽小腸經起於少澤穴在手小指之端去爪甲下

一分是也終於聽宮穴在耳內珠子上是也○前谷穴

在手小指外側本節前陷中○後谿穴在手小指外側

〔手〕

〔太〕

〔陽〕

〔小〕

〔腸〕

〔經〕

少海穴所入為合土

後谿穴所注為俞木

前谷穴所流為滎水

少澤穴所出為井金

腕骨穴所過為原

陽谷穴所行為經火

本節後陷中○腕骨穴在手外側腕前起骨下陷中○

陽谷穴在手外側腕中兌骨下陷中○少海穴在肘內

大骨外去肘端五分陷中

图 27-9　手太阳小肠经

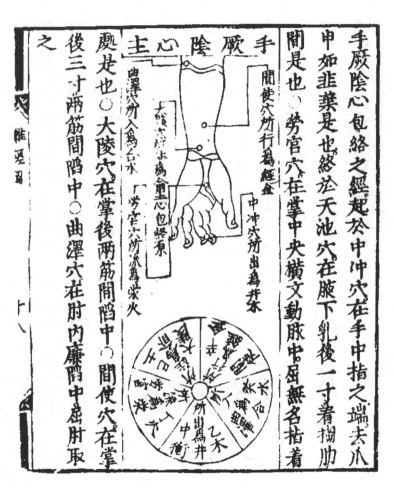

手厥陰心包絡之經起於中沖穴在手中指之端去爪
甲如韭葉是也終於天池穴在腋下乳後一寸着搯肋
間是也○勞官穴在掌中央橫文動脈中屈無名拮着

間使穴所行為經金

勞官穴所溜為榮火

中沖穴所出為井木

大陵穴所注為俞土

曲澤穴所入為合水

手 厥 陰 心 主 之

後三寸兩筋間陷中○曲澤穴在肘內廉陷中屈肘取
厥走也○大陵穴在掌後兩筋間陷中○間使穴在掌

雕涇鬲

图 27-10　手厥阴心包经

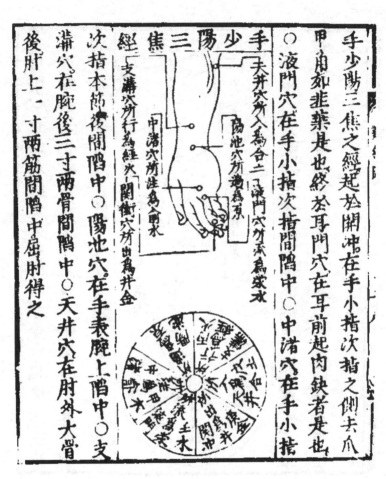

手少陽三焦之經起於關衝在手小指次指之側去爪
甲角如韭葉是也終於耳門穴在耳前起肉缺者是也
○液門穴在手小指次指間陷中○中渚穴在手小指

手少陽三焦經

天井穴所入為合二
陽池穴所過為原
中渚穴所注為俞木
關衝穴所出為井金
液門穴所流為滎水
支溝穴所行為經火

次指本節後間陷中○陽池穴在手表腕上陷中○支
溝穴在腕後三寸兩骨間陷中○天井穴在肘外大骨
後肘上一寸兩筋間陷中屈肘得之

图 27-11　手少阳三焦经

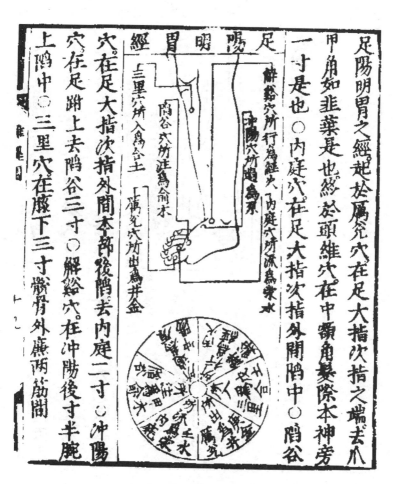

足陽明胃之經。起於屬兌穴在足大指次指之端去爪甲角如韭葉是也。終於頭維穴在中額角髮際本神旁一寸是也。○內庭穴在足大指次指外間陷中。○陷谷

穴在足大指次指外間本節後陷中。去內庭二寸。○衝陽穴在足跗上去陷谷三寸。○解谿穴在衝陽後寸半腓上廉下三寸。○三里穴在膝下三寸䯒骨外廉兩筋間

解谿穴所行為經火、內庭穴所溜為滎水。陷谷穴所注為俞木。衝陽穴所過為原。厲兌穴所出為井金。三里穴所入為合土。

足陽明胃經

图27-12　足阳明胃经

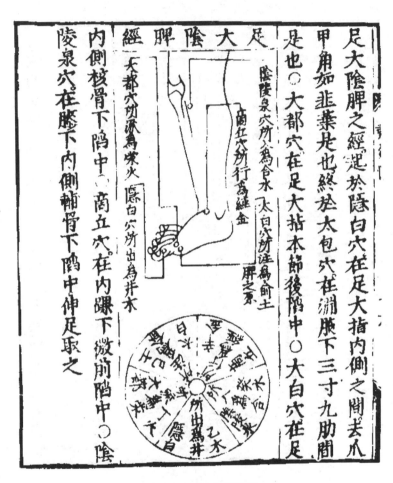

足太陰脾經図中の文字（右から左へ縦書き）:

足大陰脾之經起於隱白穴在足大指內側之間去爪
甲角如韭葉是也終於大包穴在淵腋下三寸九肋間
是也〇大都穴在足大指本節後陷中〇大白穴在足

經　脾　陰　大　足

陰陵泉穴所入為合水
太白穴所注為俞土
脾之募

商丘穴所行為經金

隱白穴所出為井木

大都穴所溜為滎火
商丘穴在內踝下微前陷中〇陰
內側核骨下陷中〇商丘穴在內踝下微前陷中
陵泉穴在膝下內側輔骨下陷中伸足取之

乙木
隱白
所出為井

图 27-13　足太阴脾经

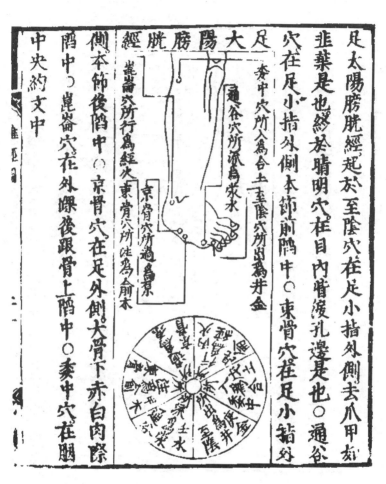

足太陽膀胱經起於至陰穴在足小指外側去爪甲如

韭葉是也終於睛明穴在目內眥淚孔邊是也○通谷

穴在足小指外側本節前陷中○束骨穴在足小指外

側本節後陷中○京骨穴在足外側大骨下赤白肉際

陷中○崑崙穴在外踝後跟骨上陷中○委中穴在膕

中央約文中

至陰穴所出為井金

束骨穴所注為俞木

通谷穴所流為滎水

京骨穴所過為原

崑崙穴所行為經火

委中穴所入為合土

足　陽　大　經　膀　胱

图27-14　足太阳膀胱经

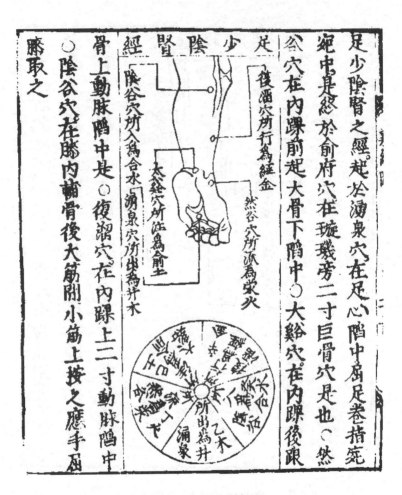

足少陰腎之經起於湧泉穴在足心陷中屈足卷指宛

宛中是然於俞府穴在璇璣旁二寸巨骨穴足也○然

谷穴在內踝前起大骨下陷中○大谿穴在內踝後跟

足 少 陰 腎 經

復溜穴所行為經金

陰谷穴所入為合水

太谿穴所注為俞土

湧泉穴所出為井木

然谷穴所流為滎火

骨上動脉陷中是○復溜穴在內踝上二寸動脉陷中

○陰谷穴在膝內輔骨後大筋前小筋上按之應手屈

膝取之

图27-15　足少阴肾经

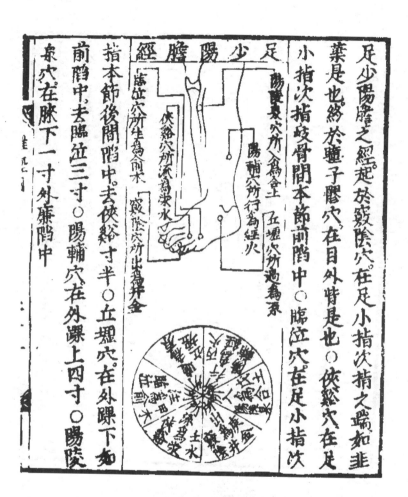

足少陽膽之經起於竅陰穴在足小指次指之端如韭

葉是也絡於瞳子髎穴在目外眥是也○俠谿穴在足

小指次指歧骨間本節前陷中○臨泣穴在足小指次

足少陽膽經

陽谿穴所入為合土

俞木

俠谿穴所溜為滎水

陽輔穴所行為經火

丘墟穴所過為原

竅陰穴所出為井金

泉穴在脉下一寸外廉陷中

前陷中去臨泣三寸○陽輔穴在外踝上四寸○陽陵

指本節後間陷中去俠谿寸半○丘墟穴在外踝下如

图 27-16　足少阳胆经

39

足厥陰肝經起於大敦穴在足大指之端去爪甲如韭

葉是也終於期門穴在不容旁寸半二肋端是也○行

門穴在足大指間動脈應手陷中○太沖穴在足大指

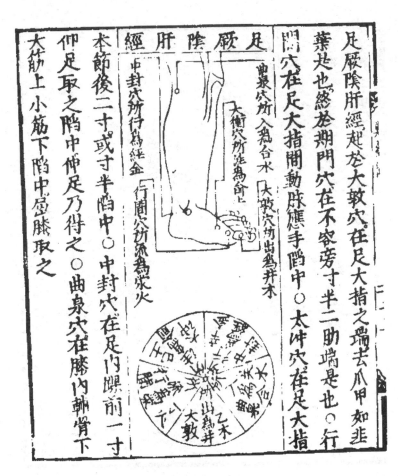

足 厥 陰 肝 經

中封穴所行為經金

行間穴所流為滎火

本節後二寸或寸半陷中○中封穴在足內踝前一寸

仰足取之陷中仰足乃得之○曲泉穴在膝內輔骨下

大筋上小筋下陷中屈膝取之

曲泉穴所入為合水

太沖穴所注為俞土

大敦穴所出為井木

图 27-17　足厥阴肝经

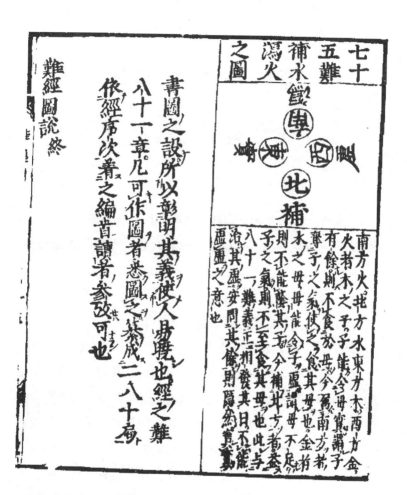

七十五難　補水瀉火之圖

南方火也方水東方木西方金有餘則不食於母尊行之氣令萬物南方者其母也金者水之母母能令子虛則不能養其子令補北方者水之母母能令子實則不能瀉其子水之氣則不至相發其曰不能養與子之補北子者也此與八十一難義正相發其餘則隔然其義蓋沿其處安同其條則隔然其義亦盧之意也

書圖之設所以彰明其義使人易曉也經之難八十一章凡可作圖者悉圖之綦成二八十圖

依經序次義之編首讀者參攷可也

難經圖說終

图28　七十五难补水泻火之图

俗解八十一难经

卷之一

一难曰：十二经皆有动脉，独取寸口以决五脏六腑死生吉凶之法，何谓也？然：寸口者，脉之大会，手太阴之脉动也。

（难，去声，设问之辞。然者，答辞。后皆仿此。脏，去声，下同。）

经，径也。谓无所不通，言其有常也。脉者，元气也。十二经脉皆系生气之原。所谓生气者，十二经之根本也。故各经皆有动脉，如足阳明经脉动冲阳，足少阴经脉动太溪之类。寸口者，右手气口也。《内经》曰：气口何以独为五脏主？岐伯曰：胃者，水谷之海，六腑之大源也。五味入口，藏于胃，变现于气口。又曰：脉会太渊。寸口是太渊穴也。是知寸口为脉大会之处，故能断决五脏六腑生死吉凶矣。

人一呼脉行三寸，一吸脉行三寸，呼吸定息脉行六寸。人一日一夜凡一万三千五百息，脉行五十度周于身，漏水下百刻，荣卫行阳二十五度，行阴亦二十五度，为一周也，故五十度复会于手太阴。寸口者，五脏六腑之所终始，故法取于寸口也。

（复，扶又反。）

呼者，因阳出。吸者，从阴入。一呼脉动二至，行三寸。

一吸脉动二至，亦行三寸。一呼一吸为一息，故一息之间脉动四至，共行六寸。凡人一日一夜通计一万三千五百息，每一息六寸推之，总得八百一十丈。人身之经脉计长一十六丈二尺，以八百一十丈等除之，即得五十度，谓脉循环于周身，一日一夜经过五十次矣。荣为血，属阴。卫为气，属阳。荣行脉中，卫行脉外。人之荣卫于铜壶漏水，一日一夜下一百刻之中，行阳二十五度，行阴亦二十五度，为一周也。人脉之始起于右手肺，其终复会于右手太阴太渊穴，故诊脉之法必取右寸以断生死吉凶也。一息脉行六寸，二百七十息脉行一十六丈二尺为一度，循环周身，故行阳二十五度，行阴亦二十五度。从子时至巳，阳也。午时至亥，阴也。

二难曰：脉有尺寸，何谓也？然：尺寸者，脉之大要会也。从关至尺是尺内，阴之所治也。从关至鱼际是寸口内，阳之所治也。故分寸为尺，分尺为寸。（治，去声，如县治之治。）

脉有三部，寸关尺也。关，界也，关界乎中。从关至尺泽穴当一尺，故名之曰尺。从关至鱼际穴当一寸，故取寸之名也。关界之上寸口所属，为阳之所主治也。关界之下尺之所属，为阴之所主治也。故自鱼际穴起一寸之后分为尺，自尺泽穴起一尺之前分为寸也。

故阴得尺中一寸，阳得寸内九分，尺寸终始一寸九分，故曰尺寸也。

一寸者，十数偶也，故阴得尺内一寸，应老阴之数。九分者，九数奇也，故阳得寸内九分，应老阳之数。尺寸之分，阴阳所属，终始一寸九分，是脉要会之去处，可察病之来由。

三难曰：脉有太过有不及，有阴阳相乘，有覆有溢，有关有格，何谓也？然：关之前者，阳之动也，脉当九分而浮，过者法曰太过，减者法曰不及，遂上鱼为溢，为外关内格，此阴乘之脉也。关以后者，阴之动也，脉当见一寸而沉，过者法曰太过，减者法曰不及，遂入尺为覆，为内关外格，此阳乘之脉也。（乘，去声。）

关前寸口，阳脉之动，当现九分而浮，合阳奇九数。关后尺部，阴脉之动，当见一寸而沉，合阴偶十数。二者之脉，皆为平也。尺寸分别，阴阳常相济，不可偏胜。一有偏胜，则脉有太过不及，覆溢关格见焉。若阴气太甚拒于阳，使阳气不得相营于下，故脉上出于鱼际，是名曰溢，谓之外关内格。阴偏胜而乘于阳，是阴太过而阳不及也。若阳气太甚拒于阴，使阴气不得相营于上，故脉下入于尺泽，是名曰覆，谓之内关外格。阳偏胜而乘于阴，是阳太过而阴不及也。

故曰覆溢是其真脏之脉，人不病而死也。

覆，如上倾而下也。溢，如内泛出外也。覆溢之脉是阴阳不相济，各自偏胜，所谓孤阳不生，独阴不成，以致上下相离，是为真脏之脉，是无胃气以和之，人虽不病脉则死也。

四难曰：脉有阴阳之法，何谓也？然：呼出心与肺，吸入肾与肝，呼吸之间，脾受谷味也，其脉在中。

脉有阴阳，气分吹嘘，在乎呼吸而已。心与肺在上为阳，主气之呼出也。肾与肝在下为阴，主气之吸入也。脾虽不主呼吸，唯主受纳谷味，然其位居心肺肝肾之中，其脉亦在于四脏呼吸之中矣。详见下文。

浮者阳也，沉者阴也，故曰阴阳也。心肺俱浮，何以别

之？然：浮而大散者，心也。浮而短涩者，肺也。肝肾俱沉，何以别之？然：牢而长者，肝也。按之濡，举指来实者，肾也。脾者，中州，故其脉在中。是阴阳之法也。（别，必列反。濡，音软。）

大散长者，俱阳也。短涩牢实濡者，皆阴也。实，即石也。外胜于上者，谓之浮为阳，则按之不足举之有余。降潜于下者，谓之沉为阴，则轻手不见重手乃得。心肺在上，故脉俱浮。肾肝在下，故脉俱沉。分别言之，浮而大散者，为正阳，是心脉也。浮而短涩者，为阳中之阴，是肺脉也。牢而长者，为阴中之阳，为肝脉也。按之濡，举指来实者，为至阴，是肾脉也。所谓正阳者，纯阳也。至阴者，纯阴也。阳中之阴，阴中之阳者，半阴半阳也。脾属土象中州，故居心肺肾肝之中而播敷于四脏，不言脉者，脉在其中矣。是谓阴阳之法也。

脉有一阴一阳、一阴二阳、一阴三阳；有一阳一阴、一阳二阴、一阳三阴。如此之言，寸口有六脉俱动耶？然：此言者，非有六脉俱动也，谓浮、沉、长、短、滑、涩也。浮者，阳也。滑者，阳也。长者，阳也。沉者，阴也。短者，阴也。涩者，阴也。所谓一阴一阳者，谓脉来沉而滑也。一阴二阳者，谓脉来沉滑而长也。一阴三阳者，谓脉来浮滑而长时一沉也。所言一阳一阴者，谓脉来浮而涩也。一阳二阴者，谓脉来长而沉涩也。一阳三阴者，谓脉来沉涩而短时一浮也。各以其经所在名病逆顺也。

一阴一阳者，谓脉来沉而滑，现于左手尺部，是肾与膀胱之顺脉也；现于左手寸口，是心与小肠之逆脉也。一阴二阳者，脉来沉滑而长，此脉现于阴部，是阳乘于阴也。一阴三阳者，脉来浮滑而长时一沉也，尺部见之，阳中伏阴也。一阳一阴者，脉来浮而涩，现于右手寸口，是肺与大肠之顺脉也；现于左手关中，是肝胆之逆脉也。一阳二阴者，脉来长而沉涩也，此脉现于阳部是血气俱虚，为阴乘阳也。一阳三阴者，脉来沉涩而短时一浮也，寸部见之阴中伏阳也。各以十二经所在，审四时之候，察六脉之变，可知病名之逆顺，以决其凶吉也。

五难曰：脉有轻重，何谓也？然：初持脉如三菽之重，与皮毛相得者，肺部也。如六菽之重，与血脉相得者，心部也。如九菽之重，与肌肉相得者，脾脉也。如十二菽之重，与筋平者，肝部也。按之至骨，举指来疾者，肾脉也。故曰轻重也。（菽，音叔。）

轻清浮于上者为天，重浊沉于下者为地。人秉天地之气所生，五脏之脉亦有轻重浮沉，同天地之气也。菽，豆也。故脉之轻重，将菽而较其等第。盖肺为四脏之华盖，最居等上。凡持肺脉，要轻手按之，如三菽之重，只在皮毛之间，是肺脉也，故肺主皮毛。心在肺下，居次等。凡持心脉，要略重些，手按之如六菽之重，与血脉相得者，心脉也，故心主血脉。脾在心之下，居第三等。诸脏之中凡持脾脉，要半轻半重，手按之如九菽之重，与肌肉相得者，脾脉也，故脾主肌肉。肝在脾之下，居第四等。凡持肝脉，要重些，手按之如十二菽之重，与筋平过者，肝脉也，故肝主筋。肾在四脏之最下，第五等。凡持肾脉，须要重下，手按之至骨，举指来疾者，肾脉也，故肾主骨。肾不言菽者，推之当如十五菽之重矣。此章之难，惟较脉有轻重之法，不谓诊切，故云持脉。

六难曰：脉有阴盛阳虚，阳盛阴虚，何谓也？然：浮之损小，沉之实大，故曰阴盛阳虚。沉之损小，浮之实大，故曰阳盛阴虚。是阴阳虚实之意也。

阴阳偏胜，则有虚实之变。此谓寸口脉本浮，今反减损而小；尺部本沉，今反更实大，是名阳不足而阴太过，此阴盛阳虚也。尺部脉本沉，今反沉之又加沉；寸口本浮，今反浮而加实大，是名阴不足而阳有余，此阳盛阴虚也。

七难曰：《经》言，少阳之至，乍大乍小，乍短乍长。阳明之至，浮大而短。太阳之至，洪大而长。太阴之至，紧大而长。少阴之至，紧细而微。厥阴之至，沉短而敦。此六者是平脉也？将病脉耶？然：皆王脉也。其气以何月，各王几日？然：冬至之后得甲子，少阳王。复得甲子，阳明王。复得甲子，太阳王。复得甲子，太阴王。复得甲子，少阴王。复得甲子，厥阴王。王各六十日，六六三百六十日以成一岁。此三阴三阳之王时日大要也。（少，王，并去声。复，扶又反。）

阴阳二气更迭乎四时。冬至则阴极阳生，夏至则阳极阴生。此谓冬至后得甲子日，少阳初气始生，王六十日，当此之时，其气尚微，其候尚寒，故脉进退无常，大小长短不定。第二甲子日，或在正月，或二月，或三月，交阳明二气，王六十日，当此之时，其气始萌未盛，其候始暄，故脉来浮大而短。第三甲子，或在三月，或四月，或五月，交太阳三气，王六十日，当此之时，其气大盛，其候大热，故脉来洪大而长。夏至后得第四甲子，交太阴四气，王六十日，当此之时，其气承夏余阳，阴气初生，其候暑湿，故脉紧大而长。第五甲子，或在七月，或八月，或九月，交少阴五气，王六十日，当此之时，阳气衰微，阴气渐盛，其候清凉，故脉紧细而微。第六甲子，或在九月，或十月，交厥阴终气，王六十日，当此之时，阴气极盛，其候寒凝，故脉沉短而敦。敦者，重也。凡此六者，非谓平脉，亦不言病脉也，是三阴三阳所王时候之要诀也。

八难曰：寸口脉平而死者，何谓也？然：诸十二经脉者，皆系于生气之原。所谓生气之原者，谓十二经之根本也，谓肾间动气也，此五脏六腑之本，十二经脉之根，呼吸之门，三焦之原，一名守邪之神。（脏，去声，后凡说脏腑者并同。）

万物所生，必有其原。夫人生气之原者，肾间动气是也。肾之动脉在足内踝骨上动脉陷中，名曰太溪穴，是足少阴肾之经。男子以右肾为命门，女子以左肾为命门，主生死之要，故谓命门脉。此系生气之原，脏腑经络之根本，通呼吸之门，作三焦之原。又名守邪之神者，言其能建立根本，保守形真，扶卫内外，不使闲邪伤其身也。

故气者，人之根本也。根绝，则茎叶枯矣。寸口脉平而死者，生气独绝于内也。

故此动气是人之根本也。譬如树之有根，根本坚固，则枝叶茂盛；根绝，则枝叶枯矣。寸口脉平而死者，是此生气之动脉已绝矣。凡病必诊太溪脉之有无，以决其生死也。

九难曰：何以别知脏腑之病也？然：数者，腑也。迟者，脏也。数则为热，迟则为寒。诸阳为热，诸阴为寒。故以别知脏腑之病也。（别，彼列反。数，入声。）

伤寒论太阳、阳明、少阳，三阳受病属腑。腑为阳，阳主热也。太阴、少阴、厥阴，三阴受病属脏。脏为阴，阴主寒也。

是知诸阳为热，诸阴为寒。寒则脉迟，热则脉数，故可别知脏腑之病。

十难曰：一脉为十变者，何谓也？然：五邪刚柔相逢之意也。

五邪者，虚邪、实邪、微邪、贼邪、正邪也。刚柔者，阴阳也。刚为阳曰甚，柔为阴曰微。此谓一部之脉相生相克，遂分五邪。刚柔相逢则或甚或微，遂成十变。今以心部为例，说见下文，余部仿此而推。

假令心脉急甚者，肝邪干心也。心脉微急者，胆邪干小肠也。（令，平声，下同。）

急，犹弦也，肝之脉也。假如心脉当王之时反见弦急之甚者，肝邪干心也；心脉微急者，胆邪干小肠也。木生火，谓母来生我，为从后来者，为虚邪。

心脉大甚者，心邪自干心也。心脉微大者，小肠邪自干小肠也。

大，犹洪也。心部脉见大是自家之脉，心邪自干心，为正邪。

心脉缓甚者，脾邪干心也。心脉微缓者，胃邪干小肠也。

缓，慢也，脾土之脉。心部见之，火生土，是我去生子，为从前来者，为实邪。

心脉涩甚者，肺邪干心也。心脉微涩者，大肠邪干小肠也。

涩，肺之脉。心部见之，火克金，是夫乘妻，从其所胜者，为微邪。

心脉沉甚者，肾邪干心也。心脉微沉者，膀胱邪干小肠也。

沉者，肾脉也。心部见之，水克火，鬼来克我，是从所不胜者，为贼邪。

五脏各有刚柔邪，故令一脉辄变为十也。

五脏之脉各有五邪，而五邪各分刚柔二变，二五为十，故一脏之脉有十变也。此止言心之一脏，其余肝、肾、肺、脾四脏，各仿此而推之。

十一难曰：《经》言，脉不满五十动而一止，一脏无气者，何脏也？然：人吸者随阴入，呼者因阳出。今吸不能至肾，至肝而还，故知一脏无气者，肾气先尽也。

五十合天地造化之数。《易·系辞》曰：大衍之数，五十乃备。一是数之始，十是数之极。人之脉息昼夜循环五脏。脉一动循一脏，五动循环五脏，遍周而复始。五十动则是十次。五脏循环遍，则数皆至极数，而不见止脉者，五脏皆平，故无病也。今不满五十动而见止脉，是一脏无气。谓平人一呼脉两动，一动肺，一动心；一吸脉两动，一动肝，一动肾。心肺阳也，故云呼因阳出。肝肾阴也，故云吸随阴入。脾居中位，脉动呼吸两界之间。平人脉亦有一息五至者，一动是脾脉也。假如一呼一吸脉四动，初动肺，二动心，三动脾，四动肝而止，却还复动肺，是不至肾也，故肾脏无气。如此只在肺、心、脾、肝四脏循环皆满十之极数，则四十动后乃见止脉，是知肾之一脏无气而先绝也。

十二难曰：《经》言，五脏脉已绝于内，用针者反实其外；五脏脉已绝于外，用针者反实其内，内外之绝何以别之？然：五脏脉已绝于内者，肾肝脉绝于内也，而医反补其心肺；五脏脉已绝于外者，其心肺脉绝于外也，而医反补其肾肝。阳绝补

阴，阴绝补阳，是谓实实虚虚，损不足而益有余，如此死者，医杀之耳。（别，彼列反，后并同。）

五脏之中，心肺在上，为阳，应乎外，主气血皮毛，故云呼出心与肺，则呼因阳出于外也。肾肝在下，为阴，应乎内，主筋骨，故云吸入肾与肝，则吸随阴入于内也。今云五脏之脉绝于外者，心肺脉绝于外也，医反以针补其内之肾肝；五脏之脉绝于内者，肾肝脉绝于内也，医反以针补其外之心肺，是谓阳绝补阴，阴绝补阳也。《经》云：虚者补之，实者泻之。今心肺之脉浮大之盛，此心肺有余之实热，是当泻之，医反以药补其心肺而泻其肾肝；肾肝之脉迟涩之盛，此肾肝不足之虚寒，是当补之，医反以药泻其肾肝而补其心肺，是谓实其实，虚其虚，损其不足益其有余，如此而死者，医杀之明矣。冯氏谓此篇当在六十难之后，以用针补泻之类相从也。

十三难曰：《经》言，见其色而不得其脉，反得相胜之脉者，即死；得相生之脉者，病即自已。

见其色而不得其脉者，是色与脉不相应也。假如肝之青色见于面而脉反浮涩而短者，是肺脉也。肺金克肝木为贼邪，是相胜之脉，病即死也。若得沉滑肾之脉，肾水生肝木，是相生之脉，其病自愈也。

色之与脉当参相应，为之奈何？然：五脏有五色皆见于面，亦当与寸口尺内相应。假令色青，其脉当弦而急；色赤，其脉浮大而散；色黄，其脉中缓而大；色白，其脉浮涩而短；色黑，其脉沉濡而滑。此所谓五色之与脉当参相应也。（应，平声。见，音现。）

五脏五色，肝青、心赤、脾黄、肺白、肾黑也。若一色现于面，即当与寸关尺脉之相应，是色与脉当参相应也。假如青色现于面，其脉弦而急，是肝之顺脉，此相应也。其余仿此而推。

脉数，尺之皮肤亦数；脉急，尺之皮肤亦急；脉缓，尺之皮肤亦缓；脉涩，尺之皮肤亦涩；脉滑，尺之皮肤亦滑。（数，入声。）

尺者，晞范指尺泽穴，是臂内也。数，心脉也。急，肝脉也。缓，脾脉也。涩，肺脉也。滑，肾脉也。假如脉数而臂之皮肤亦数，是脉与皮肤内外相应，故无病。若脉滑而臂之皮肤反涩，是皮肤与脉内外不相应，故病也。

五脏各有声色臭味，当与寸口尺内相应，其不相应者病也。（应，平声。）

肝脉弦，其色青，其声呼，其臭臊，其味酸。心脉洪，其色赤，其声笑，其臭焦，其味苦。脾脉缓，其色黄，其声歌，其臭香，其味甘。肺脉涩，其色白，其声哭，其臭腥，其味辛。肾脉沉，其色黑，其声呻，其臭腐，其味咸。此谓相应也。假如肝病，色白，多哭，好辛，喜腥，此谓不相应也。声色臭味皆肺之证，金克木曰贼邪，故病也。

假令色青，其脉浮涩而短，若大而缓，为相胜；浮大而散，若小而滑，为相生也。

色青是肝木，其脉浮涩而短，是肺脉，金克木也，是为贼邪；若大而缓，是脾脉，木克土也，是为微邪，此二者皆谓之相胜。其脉浮大而散，是心脉，木生火也；若脉小而滑，是肾脉，水生木也，二者皆谓之相生。余色仿此类推。

《经》言：知一为下工，知二为中工，知三为上工。上工者十全九，中工者十全八，下工者十全六，此之谓也。

上工者，能知五脏声色臭味而为五脏之病，又知寸口尺内脉之相应，又知相胜相生之理。知此三者，则治病十可全九。中工者，能知五脏声色臭味及寸口尺内脉之相应，而不知相胜相生之理，则治病十可全八。下工者，但知五脏声色臭味而已，则治病十可全六。

卷之二

十四难曰：脉有损至，何谓也？然：至之脉，一呼再至曰平，三至曰离经，四至曰夺精，五至曰死，六至曰命绝，此至^①之脉也。何谓损？一呼一至曰离经，二呼一至曰夺精，三呼一至曰死，四呼一至曰命绝，此谓损之脉也。至脉从下上，损脉从上下也。（上，上上声，下如字。下，上如字，下上声。）

损者，不及也。至者，太过也。从下渐增于上曰至，从上渐减于下曰损。脉之一呼再至，即一息四至，平脉也。一呼三至，即一息六至，数脉。一呼一至，即一息二至，败脉。此二者一至一损皆曰离经。离经者，离其常经而病也。一呼四至，即一息八至，脱脉。二呼一至，即一息一至，败脉。此二者一至一损皆曰夺精。夺精者，气耗血枯神惨色瘁，其精华犹如夺去也。一呼五至，即归墓脉。三呼一至，即二呼一吸得一至，此二者一至一损皆曰死也。一呼六至，即绝魂脉。四呼一至，即两息一至，怪脉。此二者一至一损皆曰命绝。命绝者，脏败神去气绝则死也。本经云：此死之脉也，"死"字当作"至"。

损脉之为病奈何？然：一损损于皮毛，皮聚而毛落。二损

---

① 至：原作"死"。日本翻刻明成化八年本、《难经集注》同，《难经本义》作"至"，据上下文义及注文，"死"当作"至"。

损于血脉，血脉虚少不能荣于五脏六腑也。三损损于肌肉，肌肉消瘦饮食不能为肌肤。四损损于筋，筋缓不能自收持。五损损于骨，骨痿不能起于床。反此者至脉之 [①] 病也。从上下者，骨痿不能起于床者死。从下上者，皮聚而毛落者死。（上，上如字，下上声。下，上上声，下如字。痿，音委。）

五脏最居于上者为肺，盖肺为诸脏之华盖，内受诸经百脉之朝会，外主荣于皮毛。今损脉为病，自上而下，先损肺，故皮枯而毛折也。其次曰心，心在肺下为之君主，专主血脉，故二损损于心，则身无主宰，血脉枯虚不能荣华五脏六腑也。其次曰脾，脾在心下，受纳五谷之气，外充肌肉，内养脏腑，故三损损于脾，则饮食不化，肌肉消瘦也。其次曰肝，肝在脾下，主受心血，内养于筋，外华在爪，故四损损于肝，则筋衰缓纵不能收拾维持也。肾最在下，主受五脏六腑之精华，外主荣发，内主养骨，故五损损肾，则骨枯髓竭，痿弱卧床不能起也。盖此五者谓之损脉之病，是从上而下，从肺损至肾也。反此五者，谓从下而上，从肾至肺，是至脉之病也。本经言：至于收病也，"于收"二字当作"脉之"二字，恐传写之误矣。

然治损之法奈何？然：损其肺者，益其气。损其心者，调其荣卫。损其脾者，调其饮食，适其寒温。损其肝者，缓其中。损其肾者，益其精。此治损之法也。（治，平声。）

形寒饮冷则伤肺，肺主气，故损于肺者，当补益其气。气调百脉，则精华润于皮毛。忧愁思虑则伤心，心主血脉，故损于心者，当调和荣卫，则血脉贯通。饮食劳倦则伤脾，脾旺四季，主饮食，故损于脾者，当以饮食之性味随四时寒温之气而

---

① 脉之：原作"于收"。日本翻刻明成化八年本、《难经集注》《难经本义》同，据上下文义及注文，"于收"当作"脉之"。

调适其宜，则自然充养肌肉。恚怒气逆则伤肝，肝主怒，故损于肝者，当宜食甘物，如粳米、牛肉、枣、葵之类。甘属脾，土味性缓，肝之性急，故以甘味以缓之，则筋脉自然营运。久坐湿地，强力房劳，则伤肾，肾藏精为养身之本，故损于肾者，当调宜咸味以补益其精，精气充备则能养乎骨髓也。此五者治损之要法也，治至之法以意类推。

脉有一呼再至，一吸再至；有一呼三至，一吸三至；有一呼四至，一吸四至；有一呼五至，一吸五至；有一呼六至，一吸六至；有一呼一至，一吸一至；有再呼一至，再吸一至；有呼吸再至，脉来如此，何以别知其病也？（别，必列反。）

有呼吸再至，即一呼一至，一吸一至也，谓疑似衍文。此一节重说损至之脉动数，详见下文。

然：脉来一呼再至，一吸再至，不大不小曰平。一呼三至，一吸三至，为适得病。前大后小即头痛目眩，前小后大即胸满短气。

脉来一呼再至，一吸再至，不大不小，至数匀调，即平人之脉也。一呼三至，一吸三至，名曰数脉。适，始初也。前大后小者，寸前之大也。寸为上部，法天，主胸以上至头之有疾，故头脑疼痛，眼目眩晕。前小后大者，寸后之大也。关主中部，法人，主胸下至脐之有疾，故胸膈满塞气息短促。

一呼四至，一吸四至，病欲甚。脉洪大者，苦烦满；沉细者，腹中痛；滑者，伤热；涩者，中雾露。（中，上平声，下去声。）

此言一息八至之脉，是病渐进至甚也。脉若洪大者，病在三阳，为阳甚之脉，故主心胸满闷，苦于烦热也。若脉沉细者，病在三阴，为阴甚之脉，故主虚寒不足，腹中疼痛。滑者，阳气有余，主伤热毒。涩者，气虚血少，因中雾露，冒触寒邪。

一呼五至，一吸五至，其人当困。沉细夜加，浮大昼加。不大不小，虽困可治；其有小大者，为难治。

八至曰脱，九至曰死，此言一息十至是归墓也。其病当困。若脉沉细，是阴之极，主夜必剧。若脉浮大，是阳之极，主昼必剧。不大不小，不浮不沉，病虽困剧，亦可愈。其有乍大乍小，乍数乍迟者，死也。

一呼六至，一吸六至，为死脉也。沉细夜死，浮大昼死。

一息十二至谓之绝魂，为阳极之脉也。若得沉细，遇夜必死；若浮大，昼日必死，阴阳之分也。已上四段说至脉。

一呼一至，一吸一至，名曰损。人虽能行，犹当着床，所以然者，血气皆不足故也。

此已下说损脉。一息二至，一息一至，皆为败脉，故名曰损，谓五脏六腑之虚损也。荣卫虚耗，脏腑失于滋养，是皆血气不足，虽能强力而行，犹当着床而卧也。

再呼一至，再吸一至，名曰无魂。无魂者，当死也。人虽能行，名曰行尸。

即一息一至。魂属阳，魄属阴。无魂是阳绝而魂去也。人虽能行动，其尸已死矣，故曰行尸。

上部有脉，下部无脉，其人当吐，不吐者死。上部无脉，下部有脉，虽困无能为害。所以然者，譬如人之有尺，树之有根，枝叶虽枯槁，根本将自生。脉有根本，人有元气，故知不死。

"譬如"二字，当在人之有尺下。寸部有脉，尺部无脉，是邪实在上，即当发吐。不吐者，生气独绝于内也，故知必死。盖尺内左候肾，右命门乃神精之所舍，原气之所系。今寸部无

脉，尺部有脉，其人虽困，是元气尚在，犹能安愈。人之有尺，譬如树之有根，枝叶虽枯槁，根本还自生。脉有根本，是人有元气，故知不死也。

十五难曰：《经》言，春脉弦，夏脉钩，秋脉毛，冬脉石，是王脉耶？将病脉也？然：弦钩毛石者，四时之脉也。春脉弦者，肝东方木也。万物始生，未有枝叶，故其脉之来濡弱而长，故曰弦。夏脉钩者，心南方火也。万物之所茂，垂枝布叶，皆下曲如钩，故其脉之来疾去迟，故曰钩。秋脉毛者，肺西方金也。万物之所终，草木华叶皆秋而落，其枝独在，若毫毛也，故其脉之来轻虚以浮，故曰毛。冬脉石者，肾北方水也。万物之所藏也，极冬之时，水凝如石，故其脉之来沉濡而滑，曰石。此四时之脉也。（王，去声。藏，平声。凝，鱼凌反。）

此言四时之脉，本经说之详矣。盖谓春之脉濡弱而长曰弦，非甚弦也，是微弦也。夏之脉来疾而去迟曰钩，是微洪也。秋之脉轻虚以浮曰毛，谓浮涩而短，如风吹毛，如水浮萍，是微浮也。冬之脉沉濡而滑曰石，是微沉也。春微弦，夏微洪，秋微浮，三者是九候内之浮中脉也。微沉者，是九候内之中沉脉也。中为胃气，故四微者，皆有中之胃气，故为平脉。

如有变，奈何？

此总持起四时之脉如有更变者，何如？

然：春脉弦，反者为病，何谓反？然：其气来实强，是谓太过，病在外；气来虚微，是谓不及，病在内。气来厌厌聂聂，如循榆叶曰平，益实而滑，如循长竿曰病，急而劲益强，如新张弓弦曰死。春脉微弦曰平，弦多胃气少曰病，但弦无胃气曰

死，春以胃气为本。①

谓春脉当弦，若与弦脉相反，则为肝病。方春少阳用事之时，脉得微弦，是有胃气。今脉气之来实强，是弦之太过，此阳太盛也。其病则外证：面青、善怒、眩冒、颠走。厥阴养于筋，其脉弦，今更虚微，是弦之不及，此阴处乎中。其病在内，则令人胸胁痛满转筋。方春少阳厥阴二气俱合，其脉之来厌厌聂聂，如春风吹榆叶，濡弱而调者，是微弦也，谓有胃气在中，故曰平脉。若益实而滑如循长竿者，即前实强②之谓，是九候浮中沉，浮多而中之胃气少也，故曰病。若急而劲益强如新张弓，是真弦脉独现，此无胃气，故曰死。复论微弦者，如九候内浮中沉，弦是浮也，微弦是中之胃气，故曰平脉。弦多胃气少者，是二分浮一分中也，故病。但弦者，只见其浮而无中之胃气，为真脏之现，必死。是故四季五脏之气，皆以胃气为本。胃者，水谷之海。人受气于谷，谷入于胃，乃传与五脏六腑。此说者以胃气为本，其余四脏并皆仿此。

夏脉钩，反者为病，何谓反？然：气来实强③**是谓太过，病在外；气来虚微是谓不及，病在内。其脉来累累如环，如循琅玕曰平，来而益数，如鸡举足者曰病，前曲后居，如操带钩曰死。夏脉微钩曰平，钩多胃气少曰病，但钩无胃气曰死。夏以胃气为本。**（累，平声。数，入声。居，倨同。操，平声。）

谓夏脉当钩，若与钩脉相反，则为心病。方夏太阳用事之

---

① 春脉微弦曰平……春以胃气为本：原作双行小字注文，日本翻刻明成化八年本同，据《难经集注》《难经本义》改。

② 强：原作"弦"，日本翻刻明成化八年本同，据上下文义改。

③ 强：原作"弦"，日本翻刻明成化八年本同，据《难经集注》《难经本义》改。

时，脉得微钩，是有胃气。今反实强，是钩之太过。外证：面赤、口干、喜笑、身热、肤痛。夏心火，少阴盛旺。今反脉见虚微，是钩之不及。内证：烦心、心痛、上见咳血、下为气泄。其脉来累累如珠，如循琅玕，即浮大而散，是微钩也，谓有胃气在中，故曰平脉。心脉本当浮散，今反数如鸡举足而走者，是钩多而胃气少，故心有病也。脉来前钩曲而无力，后倨然而不动，如劲直操执革带之钩者，是但钩而无胃气，故死也。复论钩者，浮大也，以浮中沉，论钩属于浮微。钩者，浮大而散，是有中之胃气，故曰平脉。此说夏以胃气为本。

秋脉毛，反者为病，何谓反？然：其气来实强是谓太过，病在外；气来虚微是谓不及，病在内。其脉来蔼蔼如车盖，按之益大曰平，不上不下，如循鸡羽曰病，按之萧索，如风吹毛曰死。秋脉微毛曰平，毛多胃气少曰病，但毛无胃气曰死。秋以胃气为本。（蔼，如盖反。）

谓秋脉当毛，若与毛脉相反，则为肺病。方秋太阴用事之时，脉得微毛，是有胃气。今反实强，是毛之太过。外证：面白、善嚏、悲愁、欲哭、气逆、背痛。秋肺金，阳明之气。今反脉见虚微，是毛之不及也。内证：喘咳、洒淅寒热。其脉之来如小车之盖轻浮蔼蔼然，按之益大，是微毛也，知有胃气，故曰平脉。按之中间坚两旁虚，不上不下如循鸡羽涩涩然，是毛多胃气少也，故病。按之消索如风吹毛，纷纷然飘腾无归者，是但毛而无胃气也，故曰死。此言秋以胃气为本。

冬脉石，反者为病，何谓反？然：气来实强是谓太过，病在外；气来虚微是谓不及，病在内。脉来上大下锐，濡滑如雀之喙曰平，啄啄连属，其中微曲曰病，来如解索去如弹石曰死。冬脉微石曰平，石多胃气少曰病，但石无胃气曰死。冬以胃气为本。（嚎，音惠。啄，音卓。属，音烛。弹，平声。）

谓冬脉当石，若与石脉相反，则为肾病。方冬厥阴用事之时，脉得微石，是有胃气。今反实强，是石之太过。外证：面黑、善恐欠、少气、寡言。冬寒水，太阳之气。今反脉见虚微，是石之不及。内证：气逆、少腹痛急、下泄、胻寒。雀嚎，谓本大末小。上大者，足太阳应手而大也。下锐者，足少阴诊之去而小也。阴阳得所，为胃气强，故曰平脉，是为微石，即沉濡而滑也。若脉啄啄而相连属，其中缓而微曲者，脾脉克肾，谓石多而胃气少也，故曰病。脉若来如解索之迟缓，去如弹石之急疾者，是但沉而无中之胃气，故曰死脉。此言冬以胃气为本。

胃者，水谷之海，主禀四时。皆以胃气为本，是谓四时之变病，死生之要会也。

胃大一尺五寸，长二尺六寸，盛留谷二斗，水一斗五升，故为水谷之海。四时春夏秋冬，皆禀受胃气为根本，所以春弦多胃少，夏钩多胃少，秋毛多胃少，冬石多胃少，皆能为四时之变病，是知有胃气即生，无胃气即死，故胃为死生之要会也。胃气者，脉来不大不小，不长不短，不浮不沉，不滑不涩，不紧不缓，应手中和，意思欣欣，难以名状者，是胃之气也。

脾者，中州也。其平和不可得见，衰乃见耳。来如雀之啄，如水之下漏，是脾之衰见也。（见，上如字，下并音现。）

胃为水谷之海，广能容纳水谷。脾居四脏之中，主行水谷之精气而敷播于五脏六腑，通灌于上下四旁，故号中州。其平和之脉寄旺于四季，故不可得见。脾衰乃见雀啄、屋漏之脉。雀啄之状，来而急数频绝而止，良久准前复来，如雀啄食，谓来三而去一也。水漏之状，如屋之漏滴不相连续，或来或止也。

叔和谓见此两脉终不可治。

十六难曰：脉有三部九候，有阴阳，有轻重，有六十首，一脉变为四时，离圣久远，各自是其法，何以别之？然：视[①]其病有内外证。其病为之奈何？（离，去声。另，必列反。）

三部九候，详见十八难。阴阳，详见四难。轻重，详见五难。六十首，详见七难，谓自冬至后甲子少阳至之类，六甲而终于一岁是也。一脉变为四时，五邪十变也，详见十难。此五者各自是一法，皆诊脉之要。今去上古圣人久远，何以分别之？当视其病各有内外证而与脉之相应也。证之与脉不可偏废，说见下文。本经云：然是其病，"是"字当作"视"。

然：假令得肝脉，其外证：善洁，面青，善怒；其内证：脐左有动气，按之牢若痛，其病四肢满闭，淋溲便难，转筋。有是者肝也，无是者非也。（令，平声，下同。便，平声。转，去声。）

善，喜也。肝与胆相为表里。胆为清净之腑，故喜洁净。面青，肝胆之色。胆为中正之官，正直无私，专主决断，其志主怒。已上肝之外证也。其内证，动气即积气也。肝之积曰肥气。肝在左，故在脐之左按之坚牢若痛。脾主四肢，今肝木病，不能制脾土，故四肢满闭。肝脉循阴器，故癃溲小便淋涩也。肝在下部，今肝病则气逆不行于下，故大便不通。肝含血以养筋，肝受病则血衰而筋转也。假令得肝脉，有此证者肝病也，无是证者非也。

假令得心脉，其外证：面赤，口干，喜笑；其内证：脐上

---

① 视：原作"是"，日本翻刻明成化八年本、《难经集注》《难经本义》同，据上下文义及注文，"是"当作"视"。

有动气，按之牢若痛，其病烦心心痛，掌中热而啘。有是者心也，无是者非也。

心色赤生热，故面赤口干燥。心在声为笑，故喜笑。此外证也。其内证脐上有动气，心在上，故心之积在脐上，名曰伏梁。心为五脏之君，一身之主，凡有病皆烦心。心之常痛乃心包络也，正心不受病。真心痛则旦发夕死，夕发旦死也。手少阴心脉入掌中，心有热，所以掌中热而啘。啘，干呕也。假令得心脉，有此证者心病也，无是证者非也。

假令得脾脉，其外证：面黄，善噫，善思，善味；其内证：当脐有动气，按之牢若痛，其病腹胀满，食不消，体重节痛，怠惰嗜卧，四肢不收。有是者脾也，无是者非也。（噫，乌介反。）

脾色黄。脾胃不和，中焦不能腐化水谷，故喜噫也。脾在志为思，其病喜思。脾受五谷之味，有病则喜味。此为外证。其内证脐中之动气，脾居中，故脾之积在脐中，名曰痞气。脾恶湿，湿气乘令人胀满，食不能消。脾主四肢，脾既病则体重节痛，怠惰好卧，四肢不能收拾也。假令得脾脉，有此证者脾病也，无是证者非也。

假令得肺脉，其外证：面白，善嚏，悲愁不乐欲哭；其内证：脐右有动气，按之牢若痛，其病喘咳，洒淅寒热。有是者肺也，无是者非也。（嚏，音帝。乐，音洛。）

白乃肺之色，肺有病其色现于面。鼻为肺之窍，肺受风寒通于鼻，故喜嚏。肺在志为悲，在声为哭，脾主歌乐，今子病母忧，故悲愁不乐而欲哭。此外证也。其内证脐右有动气，肺居右，故肺之积在脐右，名曰息贲。肺主气，为诸脏华盖，最喜清虚，受风邪则气道涩，故喘急咳嗽。肺主皮毛，受风寒，则洒洒恶寒渐渐发热，言在皮毛之表而不在里也。假令得肺脉，有此证者肺之病也，无此者非也。

假令得肾脉，其外证：面黑，善恐欠；其内证：脐下有动气，按之牢若痛，其病逆气，小腹急痛，泄如下重，足胫寒而逆。有是者肾也，无是者非也。

黑，肾之色也。肾在志为恐，若有病则恐欠怖惧而不安。此外证也。其内证脐下有动气，肾居下部，故肾之积在脐下，名曰奔豚。肾藏津液，若病则津液不得流行，故气逆上而喘也。足少阴肾之脉循少腹至足内踝上动脉，肾之病，故少腹急痛而足胫寒逆，或泄利里急后重，名曰大瘕泄，是肾之泄也。假令得肾脉，有此证者肾之病也，无此者非也。

十七难曰：《经》言，病或有死，或有不治自愈，或连年月不已，其死生存亡可切脉而知之耶？然：可尽知也。

然可尽知也，谓切脉可以尽知矣。下文止说死证而已，其不治自愈，连岁月不已两证未见，此下当有阙文。

诊病若闭目不欲见人者，脉当得肝脉强急而长，而反得肺脉浮短而涩者，死也。病若开目而渴，心下牢者，脉当得紧实而数，而反得沉濡而微者，死也。病若吐血复衄衊血者，脉当得沉细，而反浮大而牢者，死也。病若谵言妄语身当有热，脉当洪大，而反手足厥冷脉沉细而微者，死也。病若大腹而洩者，脉当微细而涩，反紧大而滑者，死也。（强，去声。数，入声。衄，音求。衊，女六反。谵，职廉反。洩，泄同。）

闭目是肝家病，不见强急而长肝病之脉，而反得浮短而涩之肺脉，是肺金克肝木也。开目而渴心下坚者是心家病，不见紧实而数心病之脉，而反得沉濡而微是肾脉，肾水克心火，谓阳病见阴脉者死。衄衊，鼻出血也。吐血衄衊，此失血而虚，脉当沉细而涩与病相应，今反得浮大而牢之实脉，是病与脉相违。谵言，呢喃也。妄语，狂言错乱也。热乘于心，主谵言妄语，身当有热，脉当洪大，方为相应，今反手足逆冷，脉沉细而微，是病与脉相反也。腹大而泄者，湿气乘于脾，故脉当微细而涩是为相应，反得紧大而滑者，肝木克脾土也。凡此五者，病不应脉，脉不应病，病脉相反皆死必也。

卷之三

十八难曰： 脉有三部，部有四经，手有太阴阳明，足有太阳少阴，为上下部，何谓也？

三部，寸关尺也。部有四经，通两手而言，每部各有四经，合为十二经也。肺最居上，肾最在下。肺为手太阴、大肠手阳明，二者属金，相为表里，金浮于上，居于上部。肾为足少阴、膀胱足太阳，二者属水，相为表里，水性下流，居于下部。此言何谓，下文见之。

然： 手太阴、阳明金也，足少阴、太阳水也，金生水，水流下行而不能上，故在下部也。足厥阴、少阳木也，生手太阳、少阴火，火炎上行而不能下，故为上部。手心主、少阳火，生足太阴、阳明土，土主中宫，故在中部也。此皆五行子母更相生养者也。

手太阴肺、手阳明大肠，二经属金。足少阴肾、足太阳膀胱，二经属水。金能生水，金浮于上而不下，故为上部。水性下流而不能上，故为下部。足厥阴肝、足少阳胆，二经属木。手少阴心、手太阳小肠，二经属火。木能生火，火性炎上而不下，故为上部。手少阳三焦、手厥阴心包络，二经亦属火。足太阴脾、足阳明胃，二经属土。手心主相火与三焦之火共生土，五行以土主中宫，故为中部。十二经之脉始于右寸金，生左尺水，水生左关木，木生左寸君火，君火与右尺相火相应，生右关土，土又生右寸金，此是脉中之五行母子相生相养之道。

脉有三部九候，各何所主之？然：三部者，寸关尺也。九候者，浮中沉也。上部法天，主胸已上至头之有疾也。中部法人，主膈下至脐之有疾也。下部法地，主脐已下至足之有疾也。审而刺之者也。

三部，寸关尺也。人之一身可分作三停，为上中下三部。每部又分天地人三候，而三候之中各有浮中沉三证，三三见九，是为九候。浮为阳，沉为阴，中者浮沉之中，阴阳相半也。当详十五难，胃气以明之。寸为上部法象乎天，主胸已上至头之有疾。关为中部以应乎人，主膈下至脐之有疾。尺为下部而应乎地，主脐下至足之有疾。然诊者须当详审而刺中其证候也。此一节当是十六难答辞错简在此。

人病有沉滞久积聚，可切脉而知之耶？然：诊病在右胁有积气，得肺脉结，脉结甚则积甚，结微则气微。

肺之积气曰息贲，可切脉以知其病之甚微。肺有积，其脉当得结。脉来缓时一止复来曰结。阴盛则结也。脉得结之甚则积亦甚，脉得结之微则气亦微也。

诊不得肺脉，而右胁有积气者，何也？然：肺脉虽不见，右手脉当沉伏，其外痼疾同法耶？将异也？然：结者，脉来去时一止，无常数，名曰结也。伏者，脉行筋下也。浮者，脉在肉上行也。左右表里，法皆如此。假令脉结伏者，内无积聚；脉浮结者，外无痼疾；有积聚，脉不结伏；有痼疾，脉不浮结。为脉不应病，病不应脉，是为死病也。

此言右胁有肺之积，虽然肺脉不见结，亦当右手之脉见沉伏也。气积于脏属里，故脉当沉伏。倘若外之痼疾同此诊法否是不同也。结者，脉来去时一止无常数也。伏者，脉行筋下属里。浮者，脉行肉上属表。不问积之在左在右，脉之在表在里，凡诊之法皆同如此推之。假令脉得结而伏，属里而内无脏之积；脉得浮结，属表而外无痼疾；或有积气者脉不见结伏；有痼疾者脉不见浮结。此四者是皆相反，为病与脉不相应，皆死病也。上二节当是十七难连年不已答辞。

十九难曰：脉有逆顺，男女有恒而反者何谓也？然：男子生于寅，寅为木，阳也；女子生于申，申为金，阴也，故男脉在关上，女脉在关下。是以男子尺脉恒弱，女子尺脉恒盛，是其常也。反者男得女脉，女得男脉也。

恒，常也。脉有阴阳逆顺之道，男女各有常理。今而反者，如何？且如岁时冬至后从子至巳为阳，夏至后从午至亥为阴。人之元气皆始于子。子者，坎位。天一生水，万物之所始也。男子从子左行三十至巳，阳也，故三十而娶。女子从子右行二十至巳，阴也，故二十而嫁。巳者，阴阳之分也。从巳怀娠，男娠自巳左旋十月而生于寅，子至寅三阳全也。女娠自巳右旋十月而生于申，子至申三阴全也。又曰寅为木，木生火，火生在寅而性炎上，故男脉在关上。申为金，金生水，水生于申而性流下，故女脉在关下。所以男脉在关上，故尺脉常弱；女脉在关下，故尺脉常盛。反者是男子尺脉盛，而女子尺脉反弱也。

其为病何如？然：男得女脉为不足，病在内。左得之病在左，右得之病在右，随脉言之也。女得男脉为太过，病在四肢。左得之病在左，右得之病在右，随脉言之。此之谓也。

男子以阳用事，今阳脉不见于寸口，而寸口反得女子阴弱之脉，是为不及。阴主内，故病在内。左手得之，病在内之左；

右手得之，病在内之右也。女子以阴用事，寸口脉常沉弱，今反得男子阳盛之脉，为太过。阳主外，故病在四肢。病得左右亦随脉在左右手而言也。

二十难曰：《经》言，脉有伏匿，伏匿于何脏而言伏匿耶？然：谓阴阳更相乘，更相伏也。脉居阴部而反阳脉见者，为阳乘阴也。脉虽时沉涩而短，此谓阳中伏阴也。脉居阳部而反阴脉见者，为阴乘阳也。脉虽时浮滑而长，此谓阴中伏阳也。（乘，去声。）

伏匿者，阴阳偏胜，更相乘，更相伏也。尺之阴部见浮滑长大之脉，为阳乘阴也。阴虚不足，故阳入乘之。又于寸口阳脉之中有时或见沉涩短小之脉，是阳中伏阴也。若寸口阳部见沉涩微短之脉，为阴乘阳也。阳虚不足，故阴往乘之。又于尺部阴脉之中有时或见浮滑长大洪数之脉，是阴中伏阳也。

重阳者狂，重阴者癫。脱阳者见鬼，脱阴者目盲。（重，平声。）

重阳者，谓阳部中更加洪大滑数浮长之脉，故令人发狂，弃衣登高也。重阴者，谓阴部中更加微涩沉短之甚[1]，故令人发癫，僵仆于地，闭目不悝，良久复苏也。脱阳者，无阳气也，谓寸脉细微之甚，则令人见幽阴之鬼。脱阴者，无精气也，谓尺脉微细之甚，是阴气已脱，五脏不能营于目，故目盲无所视也。此节当在五十九难错简在此。

二十一难曰：《经》言，人形病脉不病曰生，脉病形不病曰

---

[1]　甚：日本翻刻明成化八年本同，据上下文义疑作"脉"。

死，何谓也？然：人形病脉不病，非有不病者也，谓息数不应脉数也，此大法。

脉病形不病名曰行尸，谓人虽能行，其尸已死矣。人形病脉不病者，岂有不病者耶？谓病形已具而脉反得和缓而平，是病形既羸瘦，气血不足，呼吸迟缓，则脉之动息亦迟慢，不能如平人一日一夜计一万三千五百息之数，是为息数不能与脉数相应也。此难答文似当有阙误。

二十二难曰：《经》言，脉有是动，有所生病，一脉辄变为二病者，何也？然：《经》言，是动者气也，所生病者血也。邪在气，气为是动。邪在血，血为所生病。

仲景言：动脉是数脉见于关上，上下无头尾，如豆大，厥厥动摇者，名曰动，阴阳之气相搏耳。气为阳，血为阴，二者相为表里而循经络。气先中于邪，则气为之是动。气既受邪必传与血，故血壅不行而病所由生，此所谓一脉之动变为气血两般之病也。

气主呴之，血主濡之。气留而不行者，为气先病也。血滞而不濡者，谓血后病也。故先为是动，后所生也。（呴，香句反。濡，音儒。）

呴，吹嘘也。濡，润泽也。气主吹嘘往来而不息，血主润泽经络而不枯。气为风邪所搏则留止而不行，而为之是动，此气之先病而传与血，血复受风邪，故壅滞而不濡，而血亦从而病焉。是知气先病乃有是动，血后病之所由生也。

二十三难曰：手足三阴三阳脉之度数可晓以不？然：手三阳之脉，从手至头，长五尺，五六合三丈。手三阴之脉，从手至胸中，长三尺五寸，三六一丈八尺，五六三尺，合二丈一尺。足三阳之脉，从足至头，长八尺，六八四丈八尺也。足三阴之脉，从足至胸，长六尺五寸，六六三丈六尺，五六三尺，合三丈九尺。人两足跷脉，从足至目，长七尺五寸，二七一丈四尺，二五一尺，合一丈五尺。督脉、任脉各长四尺五寸，二四八尺，二五一尺，合九尺。凡脉长一十六丈二尺。此所谓经脉长短之数也。（不，否同。跷，音脚，又去遥反。数，如字。）

手足各有三阴三阳，为十二经。纪氏曰：十二经周行一身，分流如派，其尺寸之数，然各有长短焉。手之三阳从手走至头，手之三阴从腹走至手，足之三阳从头下走至足，足之三阴从足上走入腹。又兼督、任、阳跷之脉，其相通灌，周游于身。然阳跷与督、任脉非十二经数，乃奇经也。奇经八脉独此三经与十二经相灌，余经不得相通者：谓阳维与阴维，皆维络于身。带脉，回身一周。冲脉，起于气冲，并足阳明之经，夹脐上行而散。阴跷，起于跟中，上行至咽喉，交贯冲脉。谓行经尽不能与十二经相继，以此不得相通灌，故此不言长短之数。今十二经与督、任、阳跷之脉长短丈尺之数，共合得一十六丈二尺。

经脉十二，络脉十五，何始何穷也？然：经脉者，行血气通阴阳以荣于身者也。其始从中焦注手太阴、阳明，阳明注足阳明、太阴，太阴注手少阴、太阳，太阳注足太阳、少阴，少阴注手心主、少阳，少阳注足少阳、厥阴，厥阴复还注手太阴。别络十五，皆因其原。如环无端，转相灌溉，朝于寸口人迎，以处百病而决死生也。（别，如字。转，去声。朝，音潮。处，上声。）

经者，径也。经脉流行，血气流通，径路往来，以荣华一身者也。络者，经之旁出者也。络之余曰孙络。十二经，即有十二络，余三络者，阳跷、阳跷之络，及脾之大络也，共成十五络也。每平旦血脉流通始从中焦而起，先注肺与大肠，大肠注胃与脾，脾注心小肠，小肠注膀胱与肾，肾注心包络三焦，三焦注胆与肝，血脉至肝而藏，明日平旦从中焦复还注肺。余十五络，因随经之本原以相流通，血脉循环，终而复始，灌溉经络之中。每平旦则诸脉皆朝于右手寸口。寸口，即气口也。本经言"人迎"，盖传写之误也。寸口乃脉之大会，故能知五脏六腑之病以决其吉凶也。

《经》云：明知终始，阴阳定矣，何谓也？然：终始者，脉之纪也。寸口人迎阴阳之气通于朝使，如环无端，故曰始也。终者，三阴三阳之脉绝，绝则死，死各有形，故曰终也。（朝，音潮。使，去声。）

万物皆有阴阳，故终始在阴阳之所定，乃脉道之纪纲也。本经"人迎"亦当作"气口"。言三阴三阳之经脉，自平旦朝会于右寸气口而始循环者，始也，阳也。终至三阴三阳之脉绝而死者，终也，阴也。死各有形者，谓足少阴气绝之形在齿长而枯肉濡，足太阴气绝之形在肉满唇反，足厥阴气绝之形在舌卷卵缩，手太阴气绝之形在皮枯毛折，手少阴气绝之形在面黑如黧，三阴气绝之形在目眩目瞑，六阳气俱绝在汗出如珠，气之将绝而死，则各见其形以示终也。

二十四难曰：手足三阴三阳气已绝，何以为候？可知其吉凶不？然：足少阴气绝，即骨枯。少阴者，冬脉也，伏行而温于骨髓。故骨髓不温即肉不着骨，骨肉不相亲即肉濡而却，肉濡而却故齿长而枯发无润泽，无润泽者骨先死。戊日笃，己日死。（濡，音软。长，上声。先，去声，下同。）

却，缩也。吉凶生死之兆，可候其证而知之。此言足少阴肾之经内主骨，外荣发。今肾之绝则骨枯发焦，先示死之兆。肾属水，故死于戊己土日，土克水也。

足太阴气绝，则脉不营其口唇。口唇者，肌肉之本也。脉不营则肌肉不滑泽，肌肉不滑泽则肉满，肉满则唇反，唇反则肉先死。甲日笃，乙日死。（反，平声。）

足太阴脾之经主肌肉，其华在唇，其窍在口。脾之绝则肉满唇反，先示死之兆。脾属土，故死于甲乙木日，木克土也。

足厥阴气绝，即筋缩引卵与舌卷。厥阴者，肝脉也。肝者，筋之合也。筋者，聚于阴器而络于舌本。故脉不营即筋缩急，筋缩急即引卵与舌，故舌卷卵缩此筋先死。庚日笃，辛日死。（卷，上声。）

足厥阴肝之经内主筋，外荣①爪。肝之绝则筋缩爪枯，先示死之兆。肝属木，故死于庚辛金日，金克木也。

手太阴气绝，即皮毛焦。太阴者，肺也，行气温于皮毛者也。气弗营则皮毛焦，皮毛焦则津液去，津液去则皮节伤，皮节伤则皮枯毛折。毛折者，则毛先死。丙日笃，丁日死。（津液，音精亦。）

手太阴肺之经主皮毛。肺之绝则皮枯毛折，先示死之兆。肺属金，故死于丙丁火日，火克金也。

手少阴气绝，则脉不通，脉不通则血不流，血不流则色泽去，故面色黑如黧，此血先死。壬日笃，癸日死。（黧，力支反，色黑而黄也。）

---

① 荣：原作"荥"，日本翻刻明成化八年本同，据上下文义改。

手少阴心之经主血脉。心之绝则血脉不营，故面色如黧，是血脉先示死之兆。心属火，故死于壬癸水日，水克火也。

三阴气俱绝，则目眩转目瞑。目瞑者，为失志。失志者，则志先死。死即目瞑也。（眩，音县。瞑，音冥。）

眩转，目反也。瞑，目闭也。志者，五志也。肝志怒，心志喜，脾志思，肺志忧，肾志恐。五脏之脉皆属于三阴，皆应会于目。三阴之气绝，五脏之脉绝矣。五脏之脉既绝，不能营于目，故目或反或闭而不识人，安能志乎喜怒思忧恐也哉？欲知五脏之绝，先察其志，欲知其志，先观其目之眩瞑也，是志先死矣。

六阳气俱绝，则阴与阳相离。阴阳相离，即腠理泄，绝汗乃出，大如贯珠，转出不流，即气先死。旦占夕死，夕占旦死。（腠，音奏。占，平声。）

六阳者，手足三阳腑也。手三阳通天气曰阳，足三阳通地气曰阴。天地否隔，阴阳相离，则腠理开泄，故汗出不流，此气之先死也。占者知不满一日而死。

二十五难曰：有十二经，五脏六腑十一耳，其一经者何等经也？然：一经者，手少阴与心主别脉也。心主与三焦为表里，俱有名而无形，故言经有十二也。（别，彼列反。）

手少阴是真心脉，为君火。手心主是心包络脉，为相火。相火与三焦合为表里，二者俱有其名而无其形。心包络，乃漫脂之外有细筋膜，如丝，与心肺相连属。手厥阴经以凑五脏六腑为十二经也。三焦，详见三十一难。

二十六难曰：经有十二，络有十五，余三络者是何等络也？然：有阳络，有阴络，有脾之大络。阳络者，阳跷之络。阴络者，阴跷之络。故络有十五焉。（跷，音脚，又去遥反。）

　经之支派而旁出者为络。按十二经有十二络，余三络者，阳络，阴络，阳跷阴跷之络也。除小络之外，有一大络，是脾之络，是故共有十五络也。跷说见下难。

　二十七难曰：脉有奇经八脉者，不拘于十二经，何谓也？

然：有阳维，有阴维，有阳跷，有阴跷，有冲，有督，有任，有带之脉。凡此八脉者，皆不拘于经，故曰奇经八脉也。

　经者，常经而不变也。奇经者，奇异各别于正经，不在十二经之拘制也。

　经有十二，络有十五，凡二十七气相随上下，何独不拘于经也？然：圣人图设沟渠，通利水道，以备不然。天雨降下，沟渠溢满，当此之时，霶霈妄行，圣人不能复图也。此络脉满溢，诸经不能复拘也。（霶霈，音滂沛。复，扶又反。）

　十二经，十五络，合二十七气，相随上下，此奇经八脉何故不拘于经？圣人计设沟渠，通利水道，以防不测。忽然天降猛雨，沟渠满溢，圣人不能复设计，从仍霶霈，泛滥横流。譬若经脉隆甚，满溢泛流于奇经八脉，别道而行，是则诸经听从妄行别道，不能拘束之也。

　二十八难曰：其奇经八脉者，既不拘于十二经，皆何起何继也？

　八脉既不伏十二经之拘束，然始从何起，终何所？继，断处也。

　然：督脉者，起于下极之俞，并于脊里，上至风府，入属

右侧竖排文字： 勿听子俗解八十一难经 卷之三

75

于脑。

下极，长强穴也，在脊骶。风府穴，在脑后发上三寸。督，都也。人背为阳，故督脉能督行诸脉，复能收拾诸脉，而为阳脉之都纲。

任脉者，起于中极之下，以上至毛际，循腹里，上关元至喉咽。

脐下三寸曰关元，四寸曰中极。毛际，阴毛之际也。任者，妊也，犹人生养之元气。

冲脉者，起于气冲，并足阳明之经，夹脐上行至胸中而散也。

气冲穴在少腹毛中两旁各二寸，足阳明脉之所发处。已上三者之脉，皆始于气冲，一原而分三歧。督脉行背而应乎阳，任脉行腹而应乎阴，冲脉若街之冲而直行于上，为十二经脉之海总领诸经者也。

带脉者，起于季胁，回身一周。

季胁，在肋下接腰骨之间，即章门穴也。回，绕也，绕身一周如束带，故名带也。

阳跷脉者，起于跟中，循外踝上行入风池。阴跷脉者，亦起于跟中，循内踝上行至咽喉，交贯冲脉。

循外踝，申脉穴也。风池穴，在项后发际陷中。循内踝，照海穴也。外踝至风池，脉行于背应乎阳，为阳跷。内踝至咽喉，脉行于腹应乎阴，为阴跷。跷者，捷疾也，言此脉之行，如动足之行步而捷疾也。

阳维阴维者，维络于身，溢蓄不能环流溉灌诸经者也，故阳维起于诸阳会也，阴维起于诸阴交也。

维，持也。阳维持诸阳，阴维持诸阴，包络诸经，维持一身。谓诸阳之会，如府会太仓之类是也。诸阴交者，如足太阴之循腑骨，交出厥阴之前，足厥阴之脉交出太阴之后此类是也。"溢蓄不能环流溉灌诸经者也"此十二字或云衍文，或云当在下文"亦不能拘之"之下。

比于圣人图设沟渠，沟渠满溢，流于深湖，故圣人不能拘通也。而人脉隆甚，入于八脉而不还周，故十二经亦不能拘之。其受邪气，蓄则肿热，砭射之也。（畜，非入声。砭，悲廉反。射，音石。）

此之八脉，比如圣人设沟渠，水满流于湖，圣人复不能拘通。人脉隆甚，泛溢横流于八脉，别道而行却不环流于诸经，故十二经亦不能拘制，故八脉因此受其邪逆，蓄热在内则为疮疡热肿，当以砭石而射之。射，犹刺也。

二十九难曰：奇经之为病何如？然：阳维维于阳，阴维维于阴，阴阳不能自相维，则怅然失志，溶溶不能自收持。阳维为病苦寒热，阴维为病苦心痛。阴跷为病，阳缓而阴急；阳跷为病，阴缓而阳急。冲之为病，逆气而里急。督之为病，脊强而厥。任之为病，其内苦结，男子为七疝，女子为瘕聚。带之为病，腹满，腰溶溶若坐水中。此奇经八脉之为病也。（强，去声。疝，所晏反。瘕，音加。）

阳维维持诸阳之脉，阴维维持诸阴之脉，二脉既受邪，阴阳不能相维持，则怅然惊恐而失志，溶溶然如恍惚不能自收拾主持其身，故阳维病在外属表，故外有寒热，阴维病在内属里，阴为血，血心之所主，故内心痛。阴跷为病，邪在阴经，故阴脉紧急，阳不受邪，其脉自舒缓。阳跷为病，邪在阳经，故阳脉紧急，阴不受邪，其脉自舒缓也。冲脉有邪，其气逆而不上，是不能冲于胸中而散，乃结聚于腹中而急痛也。督之病，督脉在脊，督为阳，阳受邪，阴阳不能相顺接，故脊强而手足厥冷也。任之病主腹内结积而不散，男子因气之结积为七疝之疾，女子因血之停聚为八瘕之疾。带之病主腹胀满，缘带脉绕身一周，故其腰不知所之，溶溶然如坐水中也。

卷之四

鳌峰勿听子熊宗立　俗解

三十难曰：荣气之行常与卫气相随不？然：《经》言，人受气于谷，谷入于胃，乃传与五脏六腑。五脏六腑皆受于气，其清者为荣，浊者为卫，荣行脉中，卫行脉外，荣周不息五十而复大会，阴阳相贯如环无端，故知荣卫相随也。（不，上音，否，下如字。）

荣，华也。卫，护也。人之一身必资血气以荣华护卫，故曰血为荣，气为卫也。人之血气必须饮食之所养，故受气于谷，谷入于胃，乃输精于脾，脾乃散之于五脏六腑，是皆受气于胃者也。五脏六腑各得胃之气，复以清浊而分之。清者，属阴，为血，为荣，行于脉内。浊者，属阳，为气，为卫，行于脉外。二者相为表里，内外相合，随脉往来，营运不息，昼行二十五度，夜行二十五度，至平旦时，诸脉大会于寸口手太阴，阴阳相合，贯串流通，如环无端，故知荣卫之相从随也。五十度数，详见第一难。

三十一难曰：三焦者，何禀、何生、何始、何终、其治常在何许、可晓以不？然：三焦者，水谷之道路，气之所终始也。

（不，音否。）

纪氏曰：三焦者，禀原气以资始，合胃气以资生，上达胸中而为用，往来通贯，宣布无穷，造化出内，作水谷之道路，为气之所终始也。

上焦者，在心下下膈，在胃上口，主内而不出，其治在膻中，玉堂下一寸六分直两乳间陷者是。中焦者，在胃中脘，不上不下，主腐熟水谷，其治在脐旁。下焦者，在脐下当膀胱上口，主分别清浊，主出而不内，以传道也，其治在脐下一寸。故名曰三焦，其府在气街，一本云冲。（内，音纳。膻，徒亶反。脘，古卯反。别，必列反。）

上焦之治在膻中，本经说之明耳。中焦之治在脐旁，脐之两旁各一寸，天枢穴也。下焦之治在脐下一寸，阴交穴也。气街者，阴阳之道路，原气之所藏，在少腹毛中各二寸是也，乃阳明脉之所发处，足阳明胃化谷之气。夫三焦发用，贯通十二经络，往来上下，腐熟水谷，营运气血，皆三焦所主。虽假原气而为用，必资胃气以为本，是知气街为三焦之府，一作气冲。气冲者，十二经之根本，诸经行气之府，其义亦通。

三十二难曰：五脏俱等而心肺独在膈上者，何也？然：心者血，肺者气。血为荣，气为卫，相随上下谓之荣卫，通行经络，营周于外，故令心肺在膈上也。

心主血，肺主气。血为荣，气为卫。荣行脉中，卫行脉外，循游经络，营周于外，通天之气，应阳之象而主乎动而浮于上，故得居于膈上。又心为君主，肺为华盖，是位尊乎上也。

三十三难曰：肝青象木，肺白象金，肝得水而沉，木得水而浮，肺得水而浮，金得水而沉，其意何也？然：肝者，非为纯木也，乙角也，庚之柔，大言阴与阳，小言夫与妇，释其微阳，而吸其微阴之气，其意乐金，又行阴道多，故令肝得水而沉也。肺者，非为纯金也，辛商也，丙之柔，大言阴与阳，小言夫与妇，释其微阴，婚而就火，其意乐火，又行阳道多，故令肺得水而浮也。肺熟而复沉，肝熟而复浮者，何也？故知辛当归庚，乙当归甲也。（乐，音洛。令，平声。）

阴乃沉，阳乃浮，自然之理也。言，犹论也。夫妇，亦阴阳之道。若论肝当随木而浮，今反得水而沉者，肝属木，阳也，然非纯木，亦非纯阳。甲属阳，乙属阴。乙带金之气，是金之变运，木虽属阳，金乃属阴，此从大论，法阴阳也。又从小可论夫妇之道也。肝属东方甲乙木，是角音，畏西方庚辛金，甲兄释其乙妹，嫁与庚为妇，是庚之柔也，遂释去随甲兄微阳之性，而吸受乙阴之气，以怀金之性，以乐金之意。又况木受胞胎之气在七月，长生在十月，自七月至十二月皆阴道，故木行阴道多，此肝所以得水而沉也。肝既熟而复浮，是死则复归于甲而还木之元性也。肺当随金而沉，今反得水而浮者，肺属金，阴也，然非纯金，亦非纯阴。庚属阳，辛属阴。金用火方成器，是带火之性。金属阴，火属阳，此是大论，法阴阳也。又从小可论夫妇之道。肺属西方庚辛金，是商音，畏南方丙丁火，辛妹释去随庚兄，微阴之性嫁与丙为妇，归就于火，以从火之性，以乐火之意。又况金受胞胎之气在于寅，长生于巳，自寅至未皆阳道，故金行阳道多，此肺所以得水而浮也。肺既熟而复沉，是死则复归于庚，而还金之元性也。

三十四难曰：五脏各有声、色、臭、味，皆可晓知以不？

然：《十变》言：肝色青，其臭臊，其味酸，其声呼，其液泣。心色赤，其臭焦，其味苦，其声言，其液汗。脾色黄，其臭香，其味甘，其声歌，其液涎。肺色白，其臭腥，其味辛，其声哭，其液涕。肾色黑，其臭腐，其味鹹，其声呻，其液唾。是五脏声、色、臭、味也。（不，音否。臊，苏曹反。鹹，音咸。呻，音申。）

　　五脏各有所主。肝主色，应甲乙木。心主臭，应丙丁火。脾主味，应戊己土。肺主声，应庚辛金。肾主液，应壬癸水。五脏各有声、色、臭、味、液五者之变，合五腑则为十变也。肝主五色之变，五脏之色由肝木之气更相灌布，各从其类。肝属东方木。木之发，其色青。得火之变，其臭臊。木曲直作酸，其味酸，取其收敛也。木受金之变，发声为呼。目为肝之窍，水行液于肝，主泣在目也。心位南方火。木之布色，在火则赤。五臭之变在乎火，五脏五臭。火盛则焦苦，其臭焦。其味苦，取其燥泄也。金变入火，成夫妇之道，相见必发声为言。水行液于火，水火交泰，蒸而成汗也。脾属中央土。木之布色，在土乃黄。火之化土，其臭香。脾土缓，甘味亦缓，故行五味以养五脏，其味在本脏则甘，故从本类。金变其声歌，金土相生，母子相见，发声歌乐。水行液于脾为涎，口乃脾之窍，故涎从口出也。肺属西方金。木之布色，至肺乃白。火之变在金，则腥。土之授味于肺为辛，取其散润也。五音之发在乎金，金主肃杀，凄怆悲愁，其声主悲。鼻乃肺之窍，水行液在肺为涕，故从鼻中出也。肾属北方水。木之布色，在肾乃黑。火主臭在水，其臭腐。土之授味在水，则润下作鹹，取其柔软也。金变其声呻，子之见母，乃发娇呻之声。五液皆出于水，水行五液分灌五脏，诸脏各有液，肾主骨，则肾之液从齿中而生为唾也。

五脏有七神，各何所藏耶？然：脏者，人之神气所舍藏也，故肝藏魂，肺藏魄，心藏神，脾藏意与智，肾藏精与志也。（五脏之脏去声，余藏字并平声。）

神者，灵也。七神者，魂魄神精志意智也。随神往来者谓之魂。并精出入者谓之魄。两精相薄谓之神。两神相薄谓之精。神者，精气之化也。精者，神气之本也，在心为志。心有所发谓之意。辨别是非谓之智。此七者之神，分于五脏以舍藏之，故肝藏魂，肺藏魄，心藏神，脾藏意与智，肾藏精与志也。若其脏一亏，则神无所守，正邪相并，各遂其脏而变现焉。

三十五难曰：五脏各有所腑皆相近，而心肺独去大肠小肠远者，何谓也？《经》言：心荣肺卫，通行阳气，故居在上；大肠小肠传阴气而下，故居在下，所以相去而远也。

五脏之腑，胃近脾，胆近肝，膀胱近肾，而心肺在膈上，大肠小肠在膈下，何故不相近？心主血为荣，肺主气为卫，血与气皆轻清阳动之物，心肺通行，阳浮于上，故在上部。大肠小肠传导迎送重浊秽污阴静之物，阴沉于下，故在下部。

又诸腑者皆阳也，清净之处，今大肠、小肠、胃与膀胱皆受不净，其意何也？然：诸腑者，谓是非也。《经》言：小肠者，受盛之腑也。大肠者，传泻行道之腑也。胆者，清净之腑也。胃者，水谷之腑也。膀胱者，津液之腑也。一腑犹无两名，故知非也。小肠者，心之腑。大肠者，肺之腑。胃者，脾之腑。胆者，肝之腑。膀胱者，肾之腑。小肠谓赤肠，大肠谓白肠，胆者谓青肠，胃者谓黄肠，膀胱者谓黑肠，下焦所治也。（盛，平声。泻，去声。）

诸腑皆阳经，最为清净之处，今诸腑皆受不净之物，何哉？谓诸腑各有名，如小肠名受盛之腑，大肠名传道之腑，胃名水谷之腑，膀胱名津液之腑，故各有其名，皆非名清净。惟胆名清净之腑也，是胆之一腑，更无别名，故知诸腑非皆是清净也。腑之肠色各随其脏之色而言，通为下焦之所主治也。

三十六难曰：脏各有一耳，肾独有两者何也？然：肾两者，非皆肾也，其左者为肾，右者为命门。命门者，诸神精之所舍，原气之所系也，故男子以藏精，女子以系胞。故知肾有一也。（系，音计。藏精之藏，平声。）

命门属火，肾属水，虽名位不同，所属亦异，然其气则相通矣，故命门取论与肾同。肾居坎位，坎卦☵初六，六三是坤象，九二是乾象，乾坤之交而成坎。乾为父，坤为母，夫人之原气，感父母之交所生。坎属水，司子位，天一生水，地六成之，所以原气始于子，故人之所生，先生命门，命门与肾通，故云原气之所系也。原气者，生气之元，为十二经之根本，呼吸之门，三焦之原，诸神精所聚之处，是知男子以藏精，女子以系胞胎。

三十七难曰：五脏之气于何发起，通于何许，可晓以不？然：五脏者，当上关于九窍也。故肺气通于鼻，鼻和则知香臭矣。肝气通于目，目和则知白黑矣。脾气通于口，口和则知谷味矣。心气通于舌，舌和则知五味矣。肾气通于耳，耳和则知五音矣。五脏不和，则九窍不通。六腑不和，则留结为痈。（音雍。）

九窍，耳、目、口、鼻为阳七窍，大小便为阴二窍。鼻为肺之窍，以司闻。目为肝之窍，以司视。口为脾之窍，以司食。

舌为心之窍，以司味。耳为肾之窍，以司听。五脏之气和，则其窍闻而辨，视而明，听而聪，食而知其味。五脏不和，则荣卫不通，邪气不得外泄，故九窍壅滞，则鼻不闻香臭，目不见青白，耳不听五音，口不思谷气，食不知五味矣。九窍既壅滞，致六腑阳气亦不得通和于内，内外不通，故留结为痈疽。

邪在六腑则阳脉不和，阳脉不和则气留之，气留之则阳脉盛矣。邪在五脏则阴脉不和，阴脉不和则血留之，血留之则阴脉盛矣。阴气太①盛，则阳气不得相营也，故曰格。阳气太盛，则阴气不得相营也，故曰关。阴阳俱盛，不得相营也，故曰关格。关格者，不得尽其命而死矣。（大，音太。格，与隔同。）

血为荣，是阴。气为卫，是阳。阴阳交泰，荣卫调和，血气自然相营运，是谓曰和。邪在六腑为阳邪，是气留在外，则阳气不和，故阳脉甚矣。邪在五脏为阴邪，是血留在内，则阴气不和，故阴脉甚矣。阴阳不可偏胜。阴甚则拒于阳，使气不相通也，故曰隔。阳甚则闭于阴，使血不能行也，故曰关。阴阳俱甚，则阴中无阳，阳中无阴，阴阳相离，使荣卫否塞，气血不相营运，此则五脏六腑皆受邪也，故曰关隔。关隔者，是不得尽其命而死矣。

《经》言：气独行于五脏不营于六腑者，何也？然：夫气之行如水之流，不得息也，故阴脉营于五脏，阳脉营于六腑，如环无端，莫知其纪，终而复始，而不覆溢。人气内温于脏腑，外濡于腠理。（濡，音儒。）

三阴之脉属乎脏，三阳之脉属乎腑，脏腑之脉俱营，则阴阳不偏，使血气营运往来无滞，出入脏腑周流一身，日夜循行

---

① 太：日本翻刻明成化八年本同，据"大音太"，"太"疑作"大"，下"阳气太盛"之"太"同。

如环无端，终而复始，无有尽纪，此气血均平，则脉无覆溢之患，故人之气血在内则温养脏腑，在外则濡润腠理皮肤也。覆溢解见第三难。

三十八难曰：脏唯有五，腑独有六者，何也？然：所以腑有六者谓三焦也，有原气之别焉，主持诸气，有名而无形，其经属手少阳，此外腑也，故言腑有六焉。（别，比^①列反。）

五脏，心、肝、脾、肺、肾也。每一脏有一腑，小肠、大肠、胆、胃、膀胱也。今腑有六，是一腑三焦也。三焦详见三十难^②。原气，指命门也，见三十六难。三焦专一主持诸气，有名无形，是为外腑，故有六腑也。

三十九难曰：《经》言，腑有五，脏有六者，何也？然：六腑者，正有五腑也。然五脏亦有六脏者，谓肾有两脏也。其左为肾，右为命门。命门者，谓精神之所舍也，男子以藏精，女子以系胞，其气与肾通，故言脏有六也。腑有五者何也？然：五脏各一腑，三焦亦是一腑，然不属于五脏，故言腑有五焉。（藏精之藏，平声。系，音计。）

腑实只有五，今有六者，一腑是三焦，有名无形者也。脏本五脏，此言六者，是肾分为两脏，左为肾，右为命门。命门之脉，取论与肾脉相同，故实只有五脏也。

四十难曰：《经》言，肝主色，心主臭，脾主味，肺主声，肾主液。鼻者，肺之候而反知香臭；耳者，肾之候而反闻声，

———————————

① 比：原作"此"，日本翻刻明成化八年本同，误。

② 三十难：日本翻刻明成化八年本同，据上文，应为"三十一难"。

其意何也？然：肺者，西方金也，金生于巳。巳者，南方火。火者心，心主臭，故令鼻知香臭。肾者，北方水也，水生于申。申者，西方金。金者肺，肺主声，故令耳闻声。

纪氏曰：肝主色者，谓肝属木而应春，当春物皆有色，故肝主色。心主火而应夏，火主焦物，故心主臭。脾主土而应季夏，味自土生，故脾主味。肺属金而应秋，金之有声，故肺主声。肾主水而应冬，水性濡润，故肾主液。鼻为肺之候，肺主声而反知香臭；耳为肾之候，肾主液而反闻声，其意何如？然：肺者，西方金也。金受气于寅，长生于巳，巳为火，火者心，心主臭，金长生在于心之位，乃得心之气，故鼻闻其香臭矣。肾者，北方水也。水受气于巳，长生于申，申为金，金者肺也，肺主声，水长生于申金之位，乃得金之气，故令耳闻其声矣。

四十一难曰：肝独有两叶，以何应也？然：肝者，东方木也。木者，春也。万物之始生，其尚幼小，意无所亲，去太阴尚近，离太阳不远，犹有两心，故令有两叶，亦应木叶也。（应，上平声，下去声。离，去声。）

肝属东方木应于春，万物始生尚幼小，离父母之怀抱尚近而不远，离恋之间犹有两心，故肝有两叶，亦应木之有叶也。太阳膀胱水旺在冬，水能生木，为父之道。太阴脾土旺四季，在三月土能滋养万物，为母之道，故云去太阴尚近，离太阳不远也。

四十二难曰：人肠胃长短，受水谷多少，各几何？然：胃大一尺五寸，径五寸，长二尺六寸，横屈受水谷三斗五升，其中常留谷二斗，水一斗五升。小肠大二寸半，径八分分之少半，长三丈二尺，受谷二斗四升，水六升三合、合之大半。回肠大四寸，径一寸半，长二丈一尺，受谷一斗，水七升半。广肠大八分，径二寸半，长二尺八寸，受谷九升三合、八分合之一。故肠胃凡长五丈八尺四寸，合受水谷八斗七升六合、八分合之一，此肠胃长短受水谷之数也。（合，音各，下同。合受之合，如字。）

胃，俗名肚也。大，围也。径，直也。回肠，即大肠也，当脐右回叠积十六曲，故名回肠。广肠，即肛门也。

肝重四斤四两，左三叶，右四叶，凡七叶，主藏魂。（藏，平声，下同。）

肝有七叶，应春木之有叶也。随神往来谓之魂。魂者，神明之辅弼也。肝藏魂。

心重十二两，中有七孔三毛，盛精汁三合，主藏神。（盛精，并平声，下同。）

心有七孔三毛，是上智之人也。五窍二毛，中智人也。三窍一毛，下智人也。常人，心有二窍无毛。愚人，心有一窍。下愚之人，心有一窍甚小。心藏神，心无窍则神出入无门，故无色果。两精相搏谓之神。神者，精气所化也。

脾重二斤三两，扁广三寸，长五寸，有散膏半斤，主裹血，温五脏，主藏荣。（散，上声。藏，上去声，下平声。）

散膏主裹血，脾受胃水谷之气，分散五脏，是温五脏，各脏受其气化而为血脉，血为荣，故脾藏荣，一本作藏意。

肺重三斤三两，六叶两耳，凡八叶，主藏魄。

并精出入谓之魄。魄者，精气之匡佐也。肺藏魄。

肾有两枚，重一斤二两，主藏志。

肾两枚，左者肾，右者命门。意之所存者，谓之志。肾藏志。

胆在肝之短叶间，重三两三铢，盛精汁三合。（铢音殊。）

胆是肝之腑，故在肝之短叶间。三铢秤，是今之一钱二分半。胆为清净之腑，不受秽污私曲，主果敢决断。

胃重二斤十四两，纡曲屈伸，长二尺六寸，大一尺五寸，径五寸，容谷二斗，水一斗五升。小肠重二斤十四两，长三丈二尺，广二寸半，径八分、分之少半，左回叠积十六曲，容谷二斗四升，水六升三合、合之大半。大肠重二斤十二两，长二丈一尺，广四寸，径一寸，当脐右回叠积十六曲，盛谷一斗，水七升半。膀胱重九两二铢，纵广九寸，盛溺九升九合。口广二寸半，唇至齿长九分，齿已后至会厌深三寸半，大容五合。舌重十两，长七寸，广二寸半。咽门重十两，广二寸半，至胃长一尺六寸。喉咙重十二两，广二寸，长一尺二寸，九节。肛门重十二两，大八寸，径二寸太半，长二尺八寸，受谷九升三合八分合之一。

广，大围也。二铢，即今之八分。六铢，即二钱半也。纵，直也。会厌，咽喉也。咽，嗌也。咽门，透胃可嗌物而至于胃也。喉咙，通气往来者也。咽咙二者虽并行，其实各异。肛门，又名广肠。

四十三难曰：人不食饮七日而死者，何？然：人胃中常有留谷二斗，水一斗五升，故平人日再至圊，一行二升半，日中五升，七日五七三斗五升而水谷尽矣，故平人不食饮七日而死者，水谷津液俱尽即死矣。（圊，七正反。）

人为万物之灵，心资饮食以为养。苟不食饮则津液耗绝，荣卫不行，筋脉失养，至七日胃中水谷之气去尽，则死矣。此指平人而论也。

四十四难曰：七冲门何在？然：唇为飞门，齿为户门，会厌为吸门，胃为贲门，太仓下口为幽门，大肠小肠会为阑门，下极为魄门，故曰七冲门也。（厌，于盐反。）

冲者，冲要往来者也。唇为飞门，动运开张，如物之飞来也。齿为户门，饮食由此得入，如家室之门户也。会厌，咽门也。吸，入也。会厌为吸门，嚼物吸入而不得复出也。胃为贲门，食饮下咽贲向聚于胃也。太仓，亦胃也。太仓下口为幽门，在脐下三寸，谓居于幽暗之处也。大肠小肠会为阑门者，是大肠小肠各受物传化而相会于此，分别清浊，查①粕秽浊入广肠，水液渗泄入膀胱。关阑，分隔也。下极，肛门也。下极为魄门，主出不主内，上通于肺，肺藏魄，故曰魄门。此七门者，皆水谷变化相冲出入之门路也。

四十五难曰：《经》言，八会者，何也？然：腑会太仓，脏会季胁，筋会阳陵泉，髓会绝骨，血会膈俞，骨会大杼，脉会太渊，气会三焦外，一筋直两乳内也。热病在内者，取其会之气穴也。（杼，直吕反。）

腑会太仓，中脘穴也，在脐上四寸。脏会季胁，章门穴也，在脐上二寸，两旁各九寸是也。筋会阳陵泉，穴在膝下一寸外廉是也。髓会绝骨，绝骨是骨名，穴在外踝上四寸，阳辅穴是也。血会膈俞，穴在背第七椎下，两旁相去各一寸五分是也。

---

① 查：同"渣"，渣滓。

骨会大杼，在背第一椎两旁相去各一寸五分。脉会太渊，穴在右手寸口。气会三焦穴，膻中是也，在玉堂下一寸六分，直两乳间陷者是也。如热病在内，当其热之所在，取其会之气穴以治之。

卷之五

四十六难曰：老人卧而不寐，少壮寐而不寤者，何也？然：《经》言少壮者，血气盛，肌肉滑，气道通，荣卫之行不失于常，故昼日精，夜不寤也。老人血气衰，肌肉不滑，荣卫之道涩，故昼日不能精，夜不得寐也，故知老人不得寐也。（寐，弥土反。寤，音悟。）

寐，睡去也。寤，醒来也。精，清爽也。

四十七难曰：人面独能奈寒者，何也？然：人头者，诸阳之会也，诸阴脉①皆至颈、胸中而还，独诸阳脉皆上至头耳，故令面耐寒也。（令，平声。）

诸阳者，谓手三阳从手走至头，足三阳从头下走至足。手三阴从腹走至手，足三阴从足上走入腹，是以三阴之脉皆至颈而还，惟诸阳脉皆上至头。又风热在上，寒湿在下。头面诸阳之会，故耐寒也。

四十八难曰：人有三虚三实，何谓也？然：有脉之虚实，有病之虚实，有诊之虚实也。

---

① 脉：原作"时"，日本翻刻明成化八年本同，据《难经集注》《难经本义》改。

虚者，五脏自虚，真气内夺于外也。实者，内之本实，而外之邪气而中伤人也。脉之虚实，脉之而可得。病之虚实，察其证可见。诊之虚实，按之而可知也。

脉之虚实者，濡者为虚，紧牢者为实。（濡，音软，下同。）

濡，软同，指下寻之似有，再再还来，依前却去，病主少气力，五心烦热，脑转耳鸣，下元冷极，岂不为虚也，乃脏真气自夺，病自内出矣。紧，坚牢也，三关通度，按之有余，举指甚数，状若洪弦，主风寒，伏阳上冲，目眩头痛，此外感邪气，自外入而甚实也。

病之虚实者，出者为虚，入者为实；言者为虚，不言者为实；缓者为虚，急者为实。

出者为虚，脏真自病，自内而出于外也。入者为实，风寒暑湿自外而入伤人也。言者为虚，五内自病惺静而言。不言为实，外感邪气郁冒昏蒸，故而不言。缓者为虚，病自内出，稽延迟慢。急者为实，外邪所中风寒湿热，则死生期日之速矣。

诊之虚实者，濡者为虚，牢者为实；痒者为虚，痛者为实；外痛内快，为外实内虚；内痛外快，为内实外虚，故曰虚实也。（痒，音养。）

濡虚牢实，说见前。痒为虚，谓气血耗虚，不能充其形体，故皮肤痒也。痛者实，气血壅热，滞塞不通而为痛也。轻按之则痛，病在外而浅，邪气在外而不在内，故外痛而内快，此外实内虚也。重按之乃痛，病在内而深，是邪气塞于内而不在外，故内痛而外快，此内实而外虚也。

四十九难曰：有正经自病，有五邪所伤，何以别之？然：《经》言忧愁思虑则伤心，形寒饮冷则伤肺，恚怒气逆，上而不下则伤肝，饮食劳倦则伤脾，久坐湿地，强力入水则伤肾，是正经自病也。（别，彼列反。强，上声。）

心宜静以养之，忧愁思虑太多则劳其神，神劳则疲，是伤于心也。肺宜温主皮毛，饮冷而冒寒者，故伤肺。肝主怒，恚怒则气逆而上，则血滞不行，壅积于心胸，而不归养肝，是肝之有伤也。饮食有节，起居有常，是养生之道也。《素问》云：饮食自倍，肠胃乃伤。若饮食不节，劳役过度，是致脾有伤也。久坐湿地，肾气不能宣行，或强力房事，肾本属水或入水湿，则邪之胜真，是伤于肾。此五者，正经自生病也。

何谓五邪？然：有中风，有伤暑，有饮食劳倦，有伤寒，有中湿，此之谓五邪。（中，去声，下同。）

中风者，人之体虚，故风得以中之，是肝所主也。夏之热甚曰暑，冒于热甚谓之伤暑，属于火，心所主也。饮食不节，劳役过度，而怠倦，以致胸膈①膜胀，是脾所主也。冬月辛苦之人感冒寒邪，始自皮肤而得之，肺主皮毛，故伤寒，肺所主也。中湿者，风雨山泽蒸气之袭人多中之，谓肾属水，外受水湿邪气而蒸袭成之，是肾所主也。此谓之五邪。

假令心病，何以知中风得之？然：其色当赤。何以言之？肝主色，自入为青，入心为赤，入脾为黄，入肺为白，入肾为黑。肝为心邪，故知当赤色也。其病身热，胁下满痛，其脉浮大而弦。

五脏有五色，本经言之详矣。假如心病，何以知中风而得之？是见其面色之赤而脉带弦也。肝主五色，今乃肝为心之邪，故色见于面。其病身热，本心火之正病。胁下痛者，肝风之证

---

① 膈：原作"隔"，日本翻刻明成化八年本同，误。

也。浮大，是心脉。弦者，肝脉也。是知肝之风病干于心也。

何以知伤暑得之？然：当恶臭。何以言之？心主臭，自入为焦臭，入脾为香臭，入肝为臊臭，入肾为腐臭，入肺为腥臭，故知心病伤暑得之，当恶臭。其病身热，头烦心痛，其脉浮大而散。（恶，去声。臊，苏曹反。）

五脏有五臭，本经言之详矣。是心主之，今知伤暑，因心而得，是观其证，当恶五臭。身热烦而心痛，皆心之证。浮大而散，心之脉也。是知夏之伤暑，心邪自干心也。

何以知饮食劳倦得之？然：当喜苦味也。虚为不欲食，实为欲食。何以言之？脾主味，入肝为酸，入心为苦，入肺为辛，入肾为咸，自入为甘，故知脾邪入心为喜苦味也。其病身热，而体重嗜卧，四肢不收，其脉浮大而缓。

五脏五味，本经言之详矣。假如心病，何以知饮食劳倦而得？脾主五味，见其喜苦味也。脾虚不能消谷，故不欲食。脾实消谷善饥，故欲食。其病身热，本心火所主。体重嗜卧，四肢不收者，脾之证也。浮大，心脉。缓，脾脉也。因知脾邪干于心也。

何以知伤寒得之？然：当谵言妄语。何以言之？肺主声，入肝为呼，入心为言，入脾为歌，入肾为呻，自入为哭，故知肺邪入心为谵言妄语也。其病身热洒洒恶寒，甚则喘咳，其脉浮大而涩。（恶，去声。）

五脏五声，本经言之详矣。假如心病，何以知因伤寒得之？肺主五声，心发声为言，心受肺邪，故谵言妄语而无次也。其病身热，本心火所主。洒洒恶寒，是肺主皮毛，其邪在皮肤也。甚则喘咳者，肺主气，其性刚劲，邪击其肺，故声音于外咳而喘。浮大，心脉。浮大而涩者，肺脉也。因知肺邪干心也。

何以知中湿得之？然：当喜汗出不可止。何以言之？肾主湿，入肝为泣，入心为汗，入脾为涎，入肺为涕，自入为唾，故知肾邪入心为汗不可止也。其病身热，小腹痛，足胫寒而逆，其脉沉濡而大。此五邪之法也。

五脏五液，本经言之详矣。假如心病，何以知中湿而得？中湿乃水湿之蒸气中于人也。肾本属水，性濡湿，外受水湿之气而蒸，故中湿为肾之邪。且肾主五液，汗是心之液也。心受肾之湿邪，故令汗出不止。身热，本心火所主。小腹痛，足胫寒冷，肾之候也。沉濡，肾之脉。大，心之脉也。是知肾邪干心也。

五十难曰：病有虚邪，有实邪，有贼邪，有微邪，有正邪，何以别之？然：从后来者为虚邪，从前来者为实邪，从所不胜来者为贼邪，从所胜来者为微邪，自病为正邪。（别，彼列反。）

五脏各有五邪，今且以心脏言之。假如心火当旺之时反见肝木之脉，是从后来，木生火，母来生我，故为虚邪；如见脾土之脉，是从前来，火生土，我去生子，故为实邪；如见肾水之脉，是从我所不胜者，心不胜肾，鬼来克我，故为贼邪；如见肺金之脉，是从我所胜，火克金，是夫克妻，故为微邪；如无他邪，但见心脉之甚者，是正经自病，故为正邪，是谓之五邪也。余脏仿此而推。

何以言之？假令心病，中风得之为虚邪，伤暑得之为正邪，饮食劳倦得之为实邪，伤寒得之为微邪，中湿得之为贼邪。

今以上文心病为例，如因中风得之，是肝木生心火，母来生我，为虚邪也。伤暑得之，暑属心火，正经自病，为正邪也。饮食劳倦得之，心火生脾土，我去生子，为实邪也。伤寒得之，火克肺金，我克他，为微邪也。中湿得之，肾水克心火，鬼来克我，为贼邪也。

五十一难曰：病有欲得温者，有欲得寒者，有欲得见人者，有不欲得见人者，而各不同，病在何脏腑也？然：病欲得寒而欲见人者，病在腑也。病欲得温而不欲见人者，病在脏也。何以言之？腑者，阳也。阳病欲得寒，又欲见人。脏者，阴也。阴病欲得温，又欲闭户独处，恶闻人声，故以别知脏腑之病也。（处，上声。恶，去声。别，彼列反。）

腑阳也，脏阴也，阴阳消息，其证各殊。腑之病阳主乎动而应乎外，故喜冷而欲见人。脏之病阴主乎静而应乎内，故喜温而恶闻人声也。此乃分别脏腑之病。

五十二难曰：腑脏发病，根本等不？然：不等也。何？然：脏病者，止而不行，其病不离其处。腑病者，仿佛贲响，上下行流，居处无常，故以此知腑脏根本不同也。（离，去声。处，上去声，下上声。）

等，犹同也。脏属阴，主乎静，故病不动移，是不离其处也。腑属阳，主乎动，故病仿佛贲冲，行流上下，居止无常之定处也。此论脏腑发病根本之不同也。此章与五十五难互相发明。

五十三难曰：《经》言，七传者死，间脏者生，何谓也？然：七传者，传其所胜也。间脏者，传其子也。何以言之？假令心病传肺，肺传肝，肝传脾，脾传肾，肾传心，一脏不再伤，故言七传者死也。（间，去声，下同。）

七传者，是相克之道，传于我之所克者也。间脏者，说见下文。今以心病为例，余病仿此。假如心之病，自心之始相次而传，六传至心，心当再传肺，肺乃不受再传，是谓一脏不再伤，故言七传者死也。

间脏者，传其所生也。假令心病传脾，脾传肺，肺传肾，肾传肝，肝传心，是子母相传，周而复始，如环无端，故言生也。（复，扶又反。）

间脏者，是与七传之脏相间而传也，此相生之道，故言不死。

五十四难曰：脏病难治，腑病易治，何谓也？然：脏病所以难治者，传其所胜也。腑病易治者，传其子也。与七传间脏同法也。（难，平声。易，去声。）

脏病难治，与七传同法，所以难治。腑病与间脏同法相传，所以易治也。与前难同意。

五十五难曰：病有积有聚，何以别之？然：积者，阴气也。聚者，阳气也。故阴沉而伏，阳浮而动。气之所积名曰积，气之所聚名曰聚，故积者五脏所生，聚者六腑所成也。积者，阴气也，其始发有常处，其痛不离其部，上下有所终始，左右有所穷处。聚者，阳气也，其始发无根本，上下无所留止，其痛无常处谓之聚。故以是别知积聚也。（离，去声。别，彼列反。）

积聚癥瘕，癖块是也。脏属阴，阴沉而静，其脉亦沉而伏，主病在内。脏气之所积而成病曰积，其病各有常处，如肝在左则积亦在左胁，肺在右则积亦在右胁，心在脐上，肾在脐下，脾在中脘，各脏之积各随其处，是谓上下有终始，左右有穷处，故痛不离其部位。腑属阳,阳浮而动,其脉亦浮而动也,主病在外。腑气之所聚而成病曰聚,其病始发无根本,往来上下无定止,故痛亦无常处也。与五十二难同意。

五十六难曰:五脏之积各有名乎? 以何月何日得之? 然:肝之积名曰肥气,在左胁下,如覆杯,有头足,久不愈令人发咳逆痎疟,连岁不已,以季夏戊己日得之。何以言之? 肺病传肝,肝当传脾,脾季夏适王,王者不受邪,肝复欲还肺,肺不肯受,故留结为积,故知肥气以季夏戊己日得之。(令,平声。痎,音皆。王,去声,与旺同,已下并同。)

肥气者,如肉肥甚之状。肝居左,故病发于左胁下。久而不愈,令人咳逆痎疟。咳逆,哕逆也。肝受肺之邪,当传与脾,脾正值旺,虽不受其传,致肝自病,缘脾旺止十八日,不久而衰,终被肝邪之所侵,脾胃必虚,故发咳逆痎疟,寒热如期也。间日而发者曰痎,连日而发者曰疟。肝应东方而生风,故痎疟如日从东升,常且依期而见,如风之来,有发有止也。肝应春,为万物始生之时,故小儿多有此病。

心之积,名曰伏梁,起脐上,大如臂,上至心下,久不愈,令人病烦心,以秋庚辛日得之。何以言之? 肾病传心,心当传肺,肺秋适王,王者不受邪,心复欲还肾,肾不肯受,故留结为积,故知伏梁以秋庚辛日得之。(令,平声,下同。)

伏梁者,伏而不动,如屋之梁也。病发于脐上,心之部位也。烦心,心阿而烦也。

脾之积,名曰痞气,在胃脘,覆大如盘,久不愈,令人四肢不收,发黄疸,饮食不为肌肤,以冬壬癸日得之。何以言之? 肝病传脾,脾当传肾,肾以冬适王,王者不受邪,脾复欲还肝，肝不肯受，故留结为积，故知痞气以冬壬癸日得之。（痞，扶鄙反。）

痞者，否塞而不通也。脾在中央，其病在胃脘绕脐而环也。脾主四肢，故主四肢不收。黄，脾之色。疸，湿热也。脾受湿热则饮食不为肌肉，故发黄疸，或成消中，此因脾积久不愈而致。

肺之积名曰息贲，在右胁下，覆大如杯，久不已，令人洒淅寒热，喘咳，发肺郁，以春甲乙日得之。何以言之？心痛传肺，肺当传肝，肝以春适王，王者不受邪，肺复欲还心，心不肯受，故留结为积，故知息贲以春甲乙日得之。（淅，音析。）

洒淅，恐惊之貌。息贲者，言其或息而或贲起也。肺居右，故病发于右胁下。肺主皮毛，肺积久不愈令人皮肤之间森然而寒，翕然而热，故谓之洒淅寒热，非大寒热也。肺主气，故喘。邪击其肺，故咳嗽久而肺郁也。郁，一本作壅。

肾之积名曰贲豚，发于少腹，上至心下，若豚状，或上或下无时，久不已令人喘逆，骨痿，少气，以夏丙丁日得之。何以言之？脾病传肾，肾当传心，心以夏适王，王者不受邪，肾复欲还脾，脾不肯受，故留结为积，故知贲豚以夏丙丁日得之。此是五积之要法也。（痿，音委。）

贲，奔也。心积曰伏梁，言伏而不动也。肾积曰贲豚，言动而不伏，如豚之奔也。肾居下，故其病发于少腹。久不愈令人喘逆，肾是肺之子，子病母必忧，故喘逆而少气。肾主骨，故骨痿弱而不能行动也。此难说五积大要之法。

五十七难曰：泄凡有几？皆有名不？然：泄凡有五，其名不同。有胃泄，有脾泄，有大肠泄，有小肠泄，有大瘕泄，名曰后重。（瘕，音加。）

五泄之证，说见下文。

胃泄者，饮食不化，色黄。

胃主腐熟水谷以分清浊，输其精气于脾，脾乃散于五脏六腑，秽浊糟粕而归大肠。今胃气弱，因受寒邪，不能腐熟水谷，乃径传授于大肠，故泄黄色米谷，皆完出而不化也，是为胃泄。

脾泄者，腹胀满，泄注，食即呕吐逆。

胃虽腐熟水谷，清浊已分，今脾虚受邪，因而腹胀不能散胃之精气于五脏六腑，只留在胃中，胃中气满，故食下而呕逆，使其精气混合秽浊糟粕，同归大肠而泄下也，是为脾泄。

大肠泄者，食已窘迫，大便色白，肠鸣切痛。（窘，渠诊反。使，平声。）

窘迫，极急逼迫之意。大肠，肺之腑，故色白。肠虚则鸣，肠寒则痛。大肠有寒邪之气，所以食未毕而速急要去大便，而泄白色，肠鸣而割痛也，是为大肠泄。

小肠泄者，溲而便脓血，少腹痛。（溲，所鸠反。便，平声，下同。）

溲，小便也。小肠心之腑，心主血，故小便利而大便泄脓血。小肠在少腹，既受寒邪，则少腹而痛也，是为小肠泄。

大瘕泄者，里急后重，数至圊而不能便，茎中痛。此五泄之法也。（数，入声。圊，七正反。茎，音行。）

瘕者，聚也。圊，厕也。水谷糟粕皆从大肠而传送，大肠下口则广肠与膀胱也。大肠糟粕传送于广肠，水液则施化于膀胱。今大肠有寒邪，则里急欲速传糟粕于广肠而出，广肠有热气瘕聚，遂隐闭秽浊则后重，虽数欲去大便，而秽浊不能出肛门也。大肠广肠俱受病，近于膀胱，致水液出少，茎中因涩而痛也，是为大瘕泄。大瘕，即痢也。然分赤白二证，赤者热，白者寒也。谓大肠受寒邪之甚，大肠肺之腑，故色白。广肠受热气之极，热主火，故色赤。寒邪热气俱甚，则赤白相杂。是皆寒热之邪气，肠中相搏而成也。此一难说五泄之法。

五十八难曰：伤寒有几？其脉有变不？然：伤寒有五，有中风，有伤寒，有湿温，有热病，有温病。

有汗恶风者谓之中风，即伤风也。无汗恶寒者，谓之伤寒。一身尽痛者，谓之湿温。冬感于寒至夏方发，谓之热病。感不时之气而病，一岁之中长幼皆相似者，谓之温病，即疫疠也。

其所苦各不同：中风之脉，阳浮而滑，阴濡而弱；湿温之脉，阳浮而弱，阴小而急；伤寒之脉，阴阳俱甚而紧涩；热病之脉，阴阳俱浮，浮之而滑，沉之散涩；温病之脉，行在诸经，不知何经之动也，各随其经所在而取之。

苦，病苦也。阴阳，指尺寸也。伤风之脉，阳浮而滑，风伤于卫，故阳浮于上，滑是风脉，故头痛而恶风；阴濡而弱者，缘伤其风邪在外不在内，故阴濡而弱也。伤寒之脉，阴阳俱盛，谓尺寸一般，紧是寒伤于荣，涩是主无汗也。热病之脉，阴阳俱浮，是尺寸俱浮，轻手按浮而滑，心伤热也；重手按之沉而散涩，是津液虚少也。温病者，温当作瘟，乃四时不正之气，春当温而反寒，夏当热而反凉，秋当冷而反热，冬当寒而反温，非其时而有其气，故病长幼皆相似，此则时行之瘟疫，非谓春之温病也。其证亦分阴阳六经与伤寒无异，当审其病在何经，随其所在以治之。

伤寒有汗出而愈，下之而死者；有汗出而死，下之而愈者，何也？然：阳虚阴盛，汗出而愈，下之即死。阳盛阴虚，汗出

而死，下之而愈。

此言阴阳者，谓病在表为阳，病在里为阴也。邪之初中人，始在皮肤，发热恶寒是表有邪而里未有邪，是阳虚阴盛也，故宜汗之而愈，若误下之则死。或表不解，邪气则传里。不恶寒反恶热，烦躁谵语，是邪在里，为阴虚阳盛也，故当下之而愈，若误汗之则死。《伤寒论》云：桂枝下咽，阳盛则毙；承气入胃，阴盛乃亡。此汗下之误也。

寒热之病，候之如何也？然：皮寒热者，皮不可近席，毛发焦，鼻藁，不得汗。肌寒热者，皮肤痛，唇舌藁，无汗。骨寒热者，病无所安，汗注不休，齿本藁痛。（藁，古者反。）

皮寒热者，邪之初中人，始入肺经，肺主皮毛，开窍于鼻，故皮不可近席，毛发焦燥而鼻干藁，不得汗也。肌寒热者，邪入为脾，脾主肌肉，开窍唇口，脾既受邪，津液不能温于肉以营乎唇口，故皮肤肌肉痛，唇口燥干而舌藁，无汗也。骨寒热者，骨属肾，肾主液，齿乃骨之余，肾之有邪不能主液，则汗妄注不休，骨受寒热，其齿不荣而藁，故病无所安也。

卷之六

五十九难曰：狂癫之病何以别之？然：狂之始发，少卧而不饥，自高贤也，自辩智也，自贵倨也，妄笑，好歌乐，妄行不休是也。癫病始发，意不乐，直视僵仆，其脉三部阴阳俱盛是也。（别，彼列反，下同。倨，音锯。好，去声。乐，音洛。僵，音姜。仆，音副。）

阴阳相和为平，阴阳偏①胜为病。阳邪内甚而发越于外者曰重阳。重阳者狂。阳动而阴静，故少卧。邪甚于内，故不饥，妄自高能，强辨是非，尊贵倨傲，对空歌乐，登高逾垣，弃衣而走者是也。阴邪内甚淫溢于外者曰重阴。重阴者癫。癫，倒也。阴主乎静，故病之发不语不乐，默然直视而癫倒也。覆面而癫曰仆，仰面反张曰僵。三部俱阳脉之甚，狂也。三部俱阴脉之甚，癫也。

六十难曰：头心之病有厥痛，有真痛，何谓也？然：手三阳之脉受风寒伏留而不去者，则名厥头痛。入连在脑者，名真头痛。其五脏气相干，名厥心痛。其痛甚但在心，手足青者，即名真心痛。其真心痛者，旦发夕死，夕发旦死。

---

① 偏：原作"遍"，日本翻刻明成化八年本同，误。

手三阳之脉皆从手走至头，三阳之经受风寒，伏留冲上于头而痛，名曰厥头痛。若非经之风寒，其邪自风府而入于脑髓则痛连入脑，四肢厥冷，名曰真头痛也。心为君主，故不受邪。五脏皆属于心，五脏之气或干于心而痛者，非正心之痛，乃心包络痛也。心既不受邪，其痛但在心而痛甚者，是心自痛，必手足青色而厥，此名真心痛也。本经云：其真心痛者，"真"字下当有"头痛"二字，盖阙文也。真头痛、真心痛二者，皆旦发夕死，夕发旦死，喻其不可治也。

六十一难曰：《经》言，望而知之谓之神，闻而知之谓之圣，问而知之谓之工，切脉而知之谓之巧，何谓也？

望其色以知其病，曰神；闻其声以知其病，曰圣；问其所欲何味以知其病，曰工；切其脉以知其病，曰巧。是谓四知也。

然：望而知之者，望见其五色以知其病。闻而知之者，闻其五音以别其病。问而知之者，问其所欲五味以知其病所起所在也。切脉而知之者，诊其寸口视其虚实以知其病，病在何脏腑也。

五色青属肝，赤属心，黄属脾，白属肺，黑属肾。假令肝病见青色，肝自病，见赤色，心乘肝也，此谓望色而知其病也。五音，歌哭呼笑呻之五声也。假令病人好歌者知脾病，好哭者知肺病，此谓闻声而知其病也。五味者，肝喜酸，肺喜辛，肾喜咸，心喜苦，脾喜甘，此为问所欲食味而知其病也。假令诊脉之浮沉迟数，滑涩长短，阴阳虚实，至数多寡，以知病在何脏腑，此谓切脉而知其病也。古人云：医有四知，此之谓也。本经独言诊其寸口者，一难云独取寸口以决五脏六腑死生吉凶之法也。

《经》言：以外知之曰圣，以内知之曰神，此之谓也。

听其声闻于外者，以知其病，故曰圣。观其形色以知内腹之疾者，曰神。如此之谓欤？

六十二难曰：脏井荥有五，腑独有六者，何谓也？然：腑者，阳也。三焦行于诸阳，故置一俞，名曰原。腑有六者，亦与三焦共一气也。（俞，输，去声。）

脏井荥有五，谓井荥输经合也。腑井荥有六，谓井荥输原经合也。以三焦为原气之别使，主持原气之气而通行于诸阳，故又别置一俞而名曰原，所以腑有六者，与三焦共一气也。

六十三难曰：《十变》言，五脏六腑荥合，皆以井为始者，何也？然：井者，东方春也，万物之始生，诸蚑行喘息，蜎飞蠕动，当生之物莫不以春生，故岁数始于春，月数始于甲，故以井为始也。（蚑，去智反。蜎，音渊。蠕，音软。）

"月"字当作"日"。纪氏曰：甲乙丙丁，《十变》言五脏六腑之荥合，今皆以井为始者，为井属东方木也。木者，春也。春为万物发生之始，至于诸蚑方为喘息，蜎飞小虫方始蠕动，草木蛰虫当生之物莫不以春而生，故一岁之始起于春，日之数始于甲。甲乙亦木之属于春也。荥输经合所以井为始者，亦应木之春也。

六十四难曰：《十变》又言，阴井木，阳井金，阴荥火，阳荥水，阴输土，阳输木，阴经金，阳经火，阴合水，阳合土，阴阳皆不同，其意何也？然：是刚柔之事也。阴井乙木，阳井庚金，阳井庚，庚者乙之刚也，阴井乙，乙者庚之柔也，乙为木，故言阴井木也，庚为金，故言阳井金也。余皆仿此。

井荥十变，是十干五行相生相克之理也。故阴井木生阴荥火，阴荥火生阴输土，阴输土生阴经金，阴经金生阴合水。阳井为金，阳井金生阳荥水，阳荥水生阳输木，阳输木生阳经火，阳经火生阳合土。此五行之道，母子相生之义。阴井木者，乙也；阳井金者，庚也。乙与庚为刚柔也，甲与己为刚柔，丙与辛为刚柔，丁与壬为刚柔，戊与癸为刚柔，此阴阳相克制，刚柔相配合，夫妇之道。今井荥阴阳之不同，其此之谓欤？

六十五难曰：《经》言，所出为井，所入为合，其法奈何？

纪氏曰：井者之名，谓终日常汲未尝损，终日泉注未尝益。今言所出为井者，为其有常不损不益，其经常如此而出也。所入为合者，言经脉自此而入脏与诸经而相合也。

然：所出为井。井者，东方春也，万物始生，故言所出为井。所入为合。合者，北方冬也，阳气入脏，故言所入为合也。

井应东方木，如四时之春也。当春之时，万物始生，经自井出，如万物之始生，故言所出为井。合者，经之入也，应北方，如四时之冬也，当冬之时方类深藏，蛰虫固密，阳气于此入脏而得与诸经相会，故言所入为合也。

六十六难曰：《经》言，肺之原出于太渊，心之原出于太陵，肝之原出于太冲，脾之原出于太白，肾之原出于太溪，少阴之原出于兑骨，胆之原出于丘墟，胃之原出于冲阳，三焦之原出于阳池，膀胱之原出于京骨，大肠之原出于合谷，小肠之原出于腕骨，十二经皆以输为原者，何也？然：五脏输者，三焦之所行，气之所留止也。三焦所行之输为原者，何也？然：

脐下肾间动气者，人之生命也，十二经之根本也，故名曰原。三焦者，原气之别使也，主通行三气经历于五脏六腑，原者，三焦之尊号也，故所止辄为原。五脏六腑之有病者，皆取其原也。（使，去声。）

纪氏曰：十二经之输皆系三焦所行气留止之处，然三焦所行以输为原者，假原气以名之也。原气隐于肾间寂然不动，乃为人之生命十二经之根本。三焦者，即原气之别使也，且下焦禀原气。原气者，即真元之气也，上达至于中焦，主受五脏六腑水谷精悍之气，化而为荣卫，荣卫之气得真元之气相合，主气通行达于上焦，入肺经，自肺经始经历五脏六腑也。盖原者乃三焦尊号之名，故三焦所行留止之处辄为原也。若五脏六腑之有病，皆取之于原者，谓原为生气之根原故也。

六十七难曰：五脏募皆在阴，而俞在阳者，何谓也？然：阴病行阳，阳病行阴，故令募在阴，俞在阳。（募，音暮。）

纪氏曰：腹属阴，背属阳，募在腹，故为阴，俞在背，故为阳。阴病生于内而行于外，即阴行阳也，故阳俞在背。阳病生于外而行于内，即阳行阴也，故阴募在腹也。募俞穴法载在图内。

六十八难曰：五脏六腑各有井荥输经合，皆何所主？然：《经》言，所出为井，所流为荥，所注为输，所行为经，所入为合。井主心下满，荥主身热，输主体重节痛，经主喘咳寒热，合主逆气而泄，此五脏六腑其井荥输经合所主病也。

纪氏曰：水行地中，众流叶应，经脉之行，亦如此也。今井者，若水之原。水始出，其原流之尚微，故谓之荥。水上而注下，下复承而流之，故谓之输。水行经而过者，故谓之经。经过于此，乃入于脏腑，与众经相会者，故谓之合。按《素问》云：六经为川，肠胃为海也。井为木应肝，肝有邪主心下满，故治之于井。荥为火应心，心主热，心有邪主身热，故治之于荥。输法土应脾，主四肢，脾有邪，故体重节痛宜治输穴。经法金应肺，肺有邪，得寒则咳，得热则喘，宜治于经。合法水应肾，肾气不足则气逆而上，水注下泄，宜治之于合也。

六十九难曰：《经》言，虚者补之，实者泻之，不实不虚以经取之，何谓也？然：虚者补其母，实者泻其子，当先补之，然后泻之。不实不虚以经取之者，是正经自生病不中他邪也，当自取其经，故言以经取之。（中，去声。）

虚者补其母，假如肝虚可补肾而益其肝，肾是肝之母，故言母能令子实。如肝实可泻心而损其肝之子，故言子能令母虚也。自取其经，谓春脉弦，多是肝脏正经自病，故言不实不虚，当于足厥阴少阳之经而施补泻焉。"当先补之，然后泻之"，此两句之义非有阙误必衍文也。

七十难曰：《经》言，春夏刺浅，秋冬刺深者，何谓也？然：春夏者，阳气在上，人气亦在上，故当浅取之。秋冬者，阳气在下，人气亦在下，故当深取之。

此四时用针浅深之法。

春夏各致一阴，秋冬各致一阳者，何谓也？然：春夏温必致一阴者，初下针沉之至肾肝之部，得气引持之阴也；秋冬寒必致一阳者，初内针浅而浮之至心肺之部，得气推内之阳也，是谓春夏必致一阴，秋冬必致一阳。（内，音纳。推，他堆反。）

致，取也。春夏时温必致一阴者，初入针五分即沉之至肾肝之部，俟得气乃引针而持之至于心肺之分，使阴气以和阳也。秋冬时寒必致一阳者，初内针三分浅而浮之当心肺之部，俟得气推针而内之以达于肾肝之分，使阳气和于阴也。

七十一难曰：《经》言，刺荣无伤卫，刺卫无伤荣，何谓也？然：针阳者，卧针而刺之；刺阴者，先以左手摄按所针荣俞之处，气散乃内针，是谓刺荣无伤卫，刺卫无伤荣也。（内，音纳。）

荣为阴，卫为阳，荣行脉中，卫行脉外，用针之法故有浅深。然针阳必卧针，谓阳轻浮，若过之恐伤荣也。刺阴者，先以左手摄按所刺之穴，良久，气散乃内针，不然恐伤卫也。无，毋通，谓禁止之辞。

七十二难曰：《经》言，能知迎随之气，可令调之，调气之方，必在阴阳，何谓也？（调，上平声，下去声。）

迎者，迎其气之方来未盛，故夺而泻之。随者，随其气之方去而未虚，故济以补之。补泻之法在乎调气，调气之方必察乎阴阳也。

然：所谓迎随者，知荣卫之流行，经脉之往来也，随其逆顺而取之，故曰迎随。调气之方必在阴阳者，知其内外表里，随其阴阳而调之，故曰调气之方必在阴阳。

迎随在乎调气，是知荣卫之流行，经脉之往来，随其气之逆顺，病在何经，随所在以调治之，此调气之方也。内为阴，外为阳，表为阳，里为阴，必察其病在阴在阳，随其阴阳虚实而施补泻也。阳虚阴实则补阳泻阴，阳实阴虚则泻阳补阴，俱实俱虚则随其阴阳补泻也。此所谓调气之方必在阴阳也。

七十三难曰：诸井者肌肉浅薄气少不足[①]使也，刺之奈何？然：诸井者木也，荥者火也，火者木之子，当刺井者以荥泻之。故《经》言，补者不可以为泻，泻者不可以为补，此之谓也。

诸经之井皆在手足梢肌肉浅薄处，不足以补泻，今当泻井可只泻其荥。井为木，荥为火，火乃木之子，谓实则泻其子也，故引经为证，补者不可为泻，泻者不可为补也。

七十四难曰：《经》言，春刺井，夏刺荥，季夏刺输，秋刺经，冬刺合者，何也？然：春刺井者，邪在肝；夏刺荥者，邪在心；季夏刺输者，邪在脾；秋刺经者，邪在肺；冬刺合者，邪在肾。其肝心脾肺肾而系于春夏秋冬者，何也？然：五脏一病辄有五也。假令肝病色青者，肝也；臊臭者，肝也；喜酸者，肝也；喜呼者，肝也；喜泣者，肝也。其病众多，不可尽言也。四时有数，而并系于春夏秋冬者也。针之要妙，在于秋毫者也。

病证之众多，不可尽言，岂止声色味臭液五者而已？然五脏之病邪气所干，皆系春夏秋冬及井荥输经合之所属，用针之妙补母泻子其法精微，在于秋毫之间者也。

七十五难曰：《经》言，东方实，西方虚，泻南方，补北方，何谓也？然：金木水火土，当更相平。东方木也，西方金

---

① 足：原作"是"，日本翻刻明成化八年本同，据《难经集注》《难经本义》改。

也，木欲实，金当平之；火欲实，水当平之；土欲实，木当平之；金欲实，火当平之；水欲实，土当平之。东方者肝也，则知肝实；西方者肺也，则知肺虚。泻南方火，补北方水。南方火，火者，木之子也；北方水，水者，木之母也。水胜火，子能令母实，母能令子虚，故泻火补水，欲令金不^①得平木也。《经》曰：不能治其虚，何问其余，此之谓也。

平者，适中也，无太过不及之谓。五行胜负则有太过不及之患。假令东方实，肝木之实也，西方虚，肺金之虚也，是金之不及，故不能平乎木之太过也。欲得其平者，虽泻南方火补北方水，火是木之子，夺子之气，使子得食母之有余则无太过，水是金之子，益子之气，使子不残食于母，则金无不及之患，然后金乃可得而平木，使无偏胜，自然两平矣。若不能治肺金之虚，焉能平其肝木之实也欤？金不得平木，"不"字衍文。

七十六难曰：何谓补泻，当补之时何所取气，当泻之时何所置气？然：当补之时，从卫取气，当泻之时，从荣置气。其阳气不足阴气有余，当先补其阳而后泻其阴；阴气不足阳气有余，当先补其阴而后泻其阳，荣卫通行此其要也。

补则取卫之气以补虚处，泻则从荣弃置其气而不用也。然人之病虚实不同，补泻之法亦异。若阳气不足，阴气有余，则先补其阳，而后泻阴以和之；阴气不足，阳气有余，则先补阴，而后泻阳以和之，则荣卫自然通行矣。补泻之法见下篇。

七十七难曰：《经》言，上工治未病，中工治已病者，何

---

① 不：日本翻刻明成化八年本、《难经集注》《难经本义》同，据上下文义及注文，"不"疑衍文。

谓也？然：所谓治未病者，见肝之病，则知肝当传之与脾，故先实其脾气，无令得受肝之邪，故曰治未病焉。中工治已病者，见肝之病，不晓相传，但一心治肝，故曰治已病。（治，令，并平声。）

相传是传经之法，详见五十三难。

七十八难曰：针有补泻，何谓也？然：补泻之法，非必呼吸出内针也。（内，入声。）

纪氏曰：呼尽而内针，吸而引针者，为补。吸则内针，呼尽出针，为泻。今此言补泻之法，非必呼吸出内针而已，谓得气之来而出入为补泻也，说见下文。

然：知为针者信其左，不知为针者信其右。当刺之时，必先以左手厌①按所针荥输之处，弹而努之，爪而下之，其气之来如动脉之状，顺针而刺之，得气推而内之，是谓补；动而伸之，是谓泻。不得气，乃与男外女内。不得气，是谓十死不治也。（厌，入声。弹，平声。下，上声。推，他堆反。内，音纳，女内之内，如字。治，去声。）

善针者信用左手，不知针法者自右手起也。当针之时，以左手厌按所针之处，以右手弹而努之，使脉气之来甚，爪而下之欲置针准，当其气之来如动脉之状应于左手之下，然后循针而刺之，待气应于针下，因推入至荥输是为补也，得气便摇转而出之是为泻也。若停针候气久而不至，则与男外女内，不得气，一般故皆不可治。男外女内者，男为阳气甚于外，女为阴气甚于内，男子轻手按其穴浅其针而候卫气之分，女子重手按

---

① 厌：压，压住。此义可以写作"压"。

其穴深其针而候荣气之分，过时而气皆不至，不应手者，是阴阳气尽也。

七十九难曰：《经》言，迎而夺之安得无虚，随而济之安得无实，虚之与实，若得若失，实之与虚，若有若无，何谓也？

补泻之道，以平为期。迎而夺之，谓取其荣气而泻其实者，不可使太虚。随而济之，谓从卫取气而济益不足之经，出针而扪其穴，此补之道，亦不可使太实。若过其中则泻其实者而使之反虚，补其虚者而使之反实，是若得若失也。若有若无者，谓经脉之气来多少冥昧而不知，是若无也；经气已至，豁然神悟，是若有也。

然：迎而夺之者泻其子也，随而济之者补其母也。假令心病，泻手心主输是谓迎而夺之者也，补手心主井是谓随而济之者也。所谓实之与虚者，濡牢之意也。气来实牢者，为得；濡虚者，为失，故曰若得若失也。

迎者，迎于前。随者，随其后。假令心病，心火也，土为火之子，心之实则泻手心主之俞大陵穴，实则泻其子，是迎而夺之也。木为火之母，心之虚则补手心主之井中冲穴，虚则补其母，是随而济之也。实之与虚，牢濡之意者，谓补其虚可止于平，而气来牢实者，是为若得也；谓泻其实亦可止于平，而至于气濡虚者，是为若失也。若持针不能明其牢濡者，故有若得若失之患。

八十难曰：《经》言，有见如入，有见如出者，何谓也？
然：所谓有见如入者，谓左手见气来至乃内针，针入见气尽乃出针，是谓有见如入，有见如出也。（内，音纳。见，并音现。）

针之出入必随气之往来，如左手按穴待气来至方且入针，候其应尽而出针也。

八十一难曰：《经》言，无实实虚虚，损不足而益有余，是寸口脉耶？将病自有虚实也？其损益奈何？然：是病，非谓寸口脉也，谓病自有虚实也。假令肝实而肺虚，肝者木也，肺者金也，金木当更相平，当知金平木。假令肺实，故知肝虚微少气，用针不补其肝而反重实其肺，故曰实实虚虚，损不足而益有余，此者中工之所害也。（令，平声。重，平声。）

"是病"二字必衍文。肝实而肺虚，金当平木，已详见七十五难。若肺实肝虚，则当泻金而补木也。用针者乃不补其肝而反补其肺，此所谓实其实，虚其虚，损不足，益有余，故杀人必矣。中工，庸常之工，犹言粗工也。